VATERMILCH

FÜR DANIELA, VINCENT & ROMY

ULI OESTERLE

VATERMILCH

BUCH 1: DIE IRRFAHRTEN DES RUFUS HIMMELSTOSS

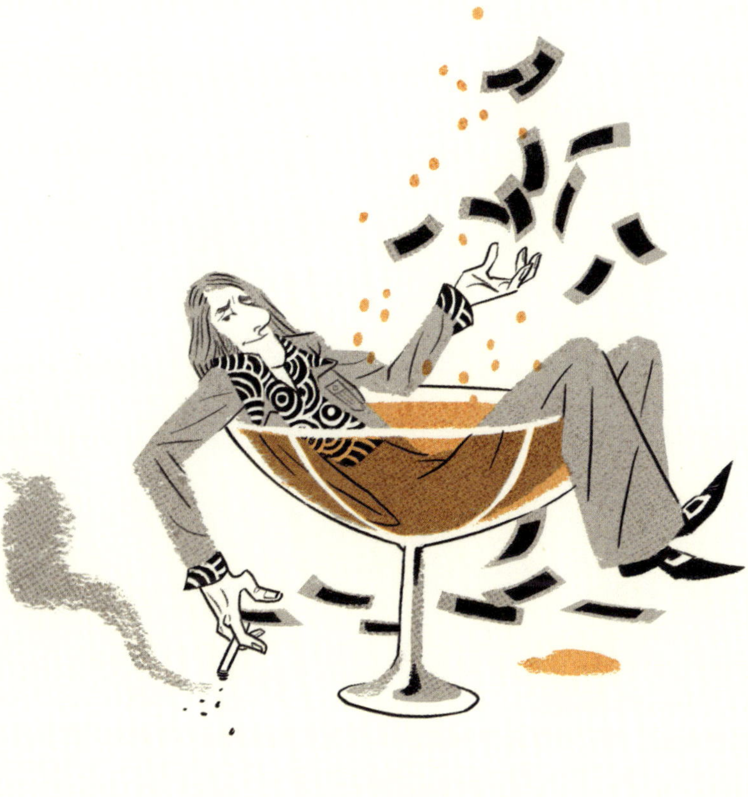

CARLSEN

PROLOG

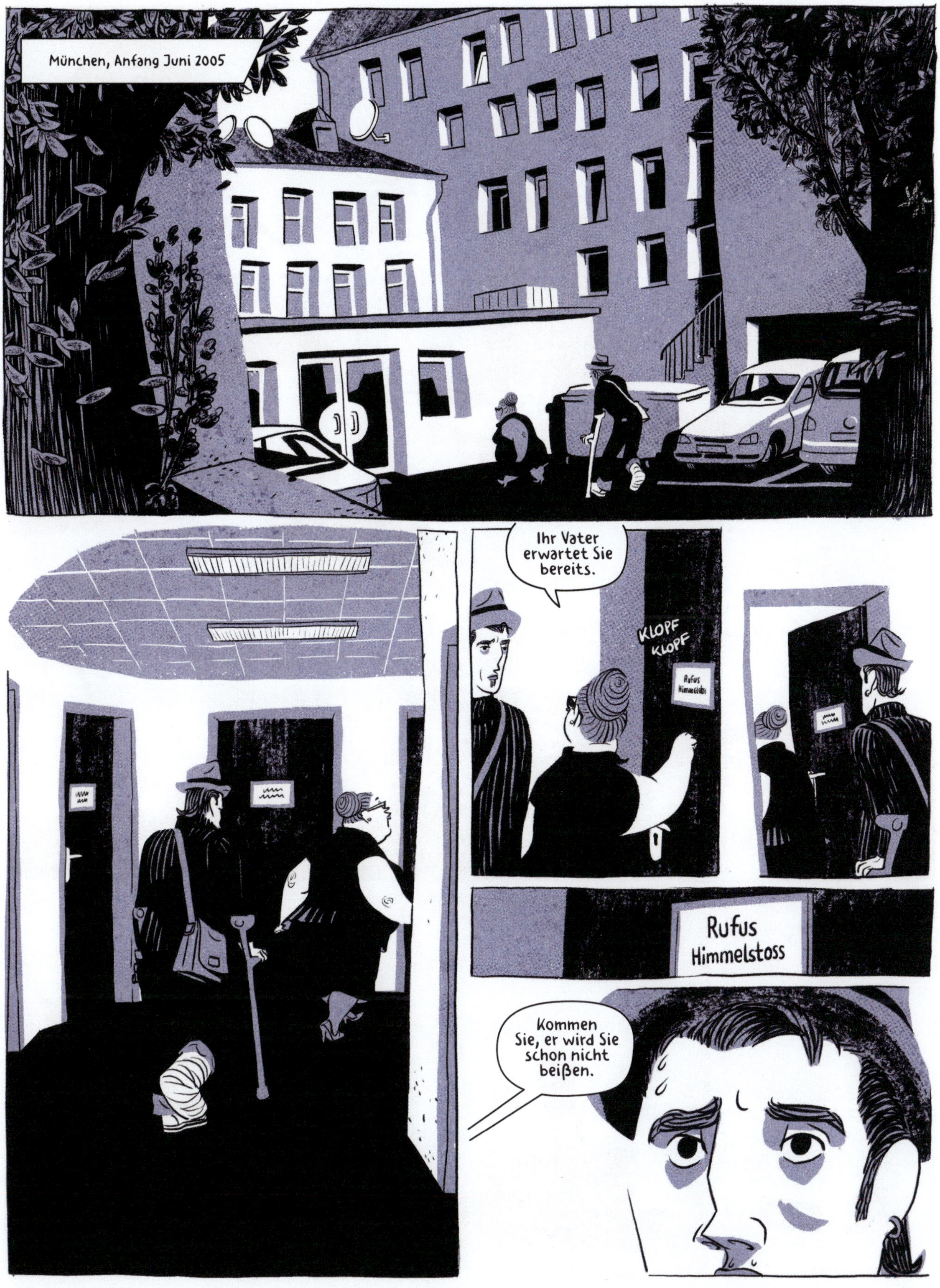
München, Anfang Juni 2005
Ihr Vater erwartet Sie bereits.
KLOPF KLOPF
Rufus Himmelstoss
Rufus Himmelstoss
Kommen Sie, er wird Sie schon nicht beißen.

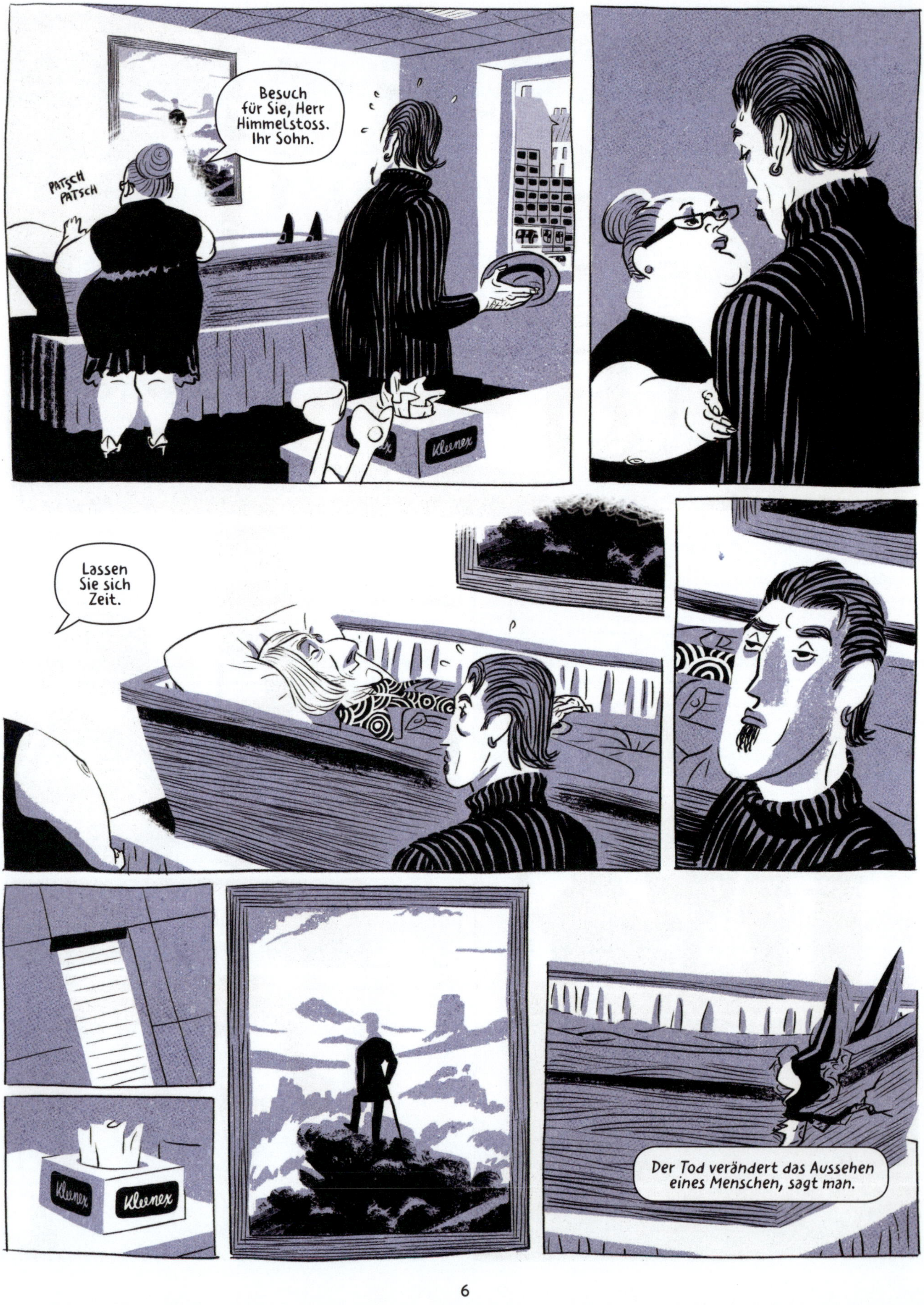
PATSCH
PATSCH
Besuch für Sie, Herr Himmelstoss. Ihr Sohn.
Lassen Sie sich Zeit.
Kleenex
Kleenex
Kleenex
Kleenex
Der Tod verändert das Aussehen eines Menschen, sagt man.

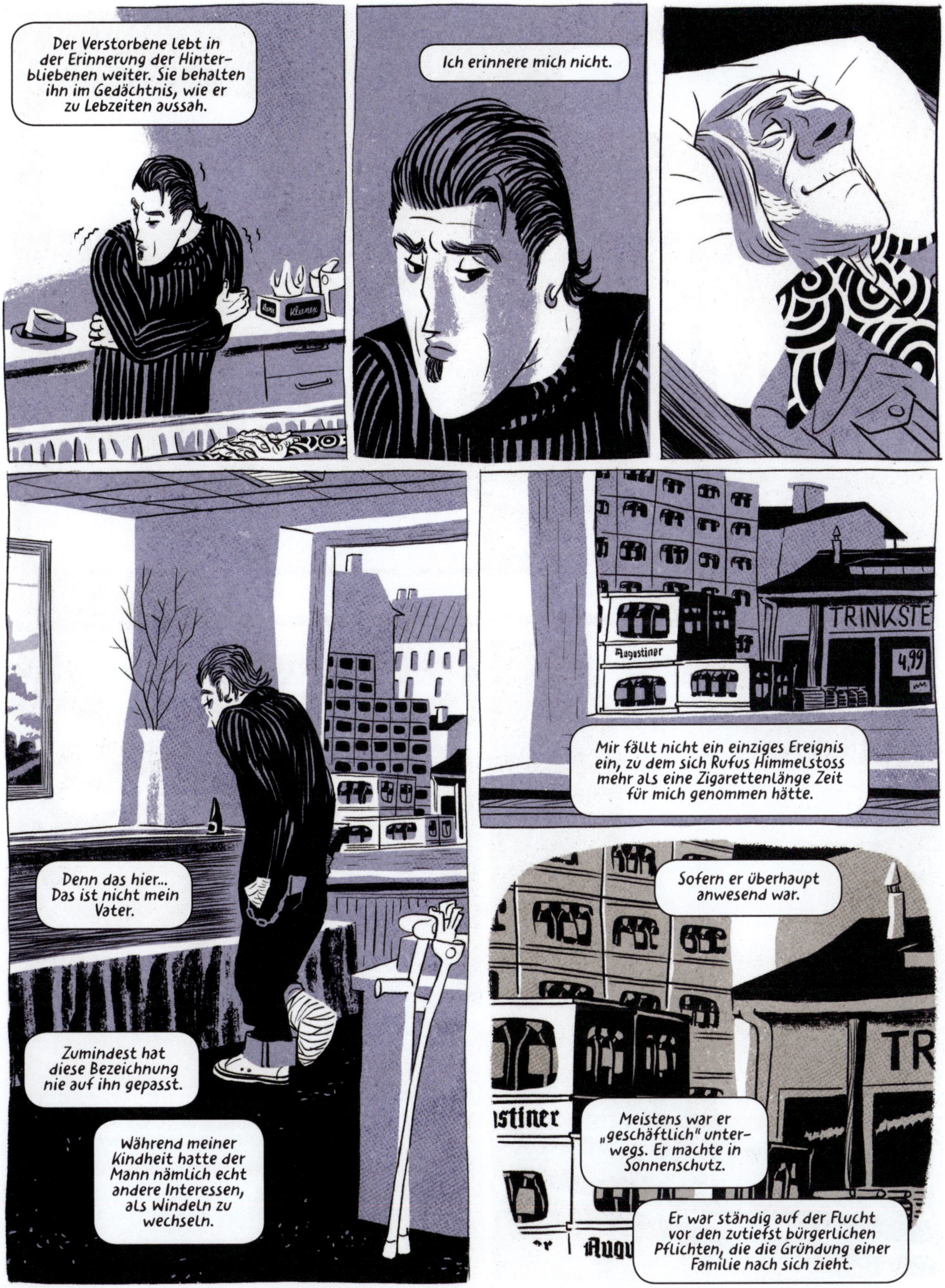

Der Verstorbene lebt in der Erinnerung der Hinter-bliebenen weiter. Sie behalten ihn im Gedächtnis, wie er zu Lebzeiten aussah.
Kleenex
Ich erinnere mich nicht.
Augustiner
TRINKSTE
4,99
Mir fällt nicht ein einziges Ereignis ein, zu dem sich Rufus Himmelstoss mehr als eine Zigarettenlänge Zeit für mich genommen hätte.
Denn das hier... Das ist nicht mein Vater.
Zumindest hat diese Bezeichnung nie auf ihn gepasst.
Während meiner Kindheit hatte der Mann nämlich echt andere Interessen, als Windeln zu wechseln.
Sofern er überhaupt anwesend war.
TR
stiner
Meistens war er „geschäftlich" unter-wegs. Er machte in Sonnenschutz.
Augu
Er war ständig auf der Flucht vor den zutiefst bürgerlichen Pflichten, die die Gründung einer Familie nach sich zieht.

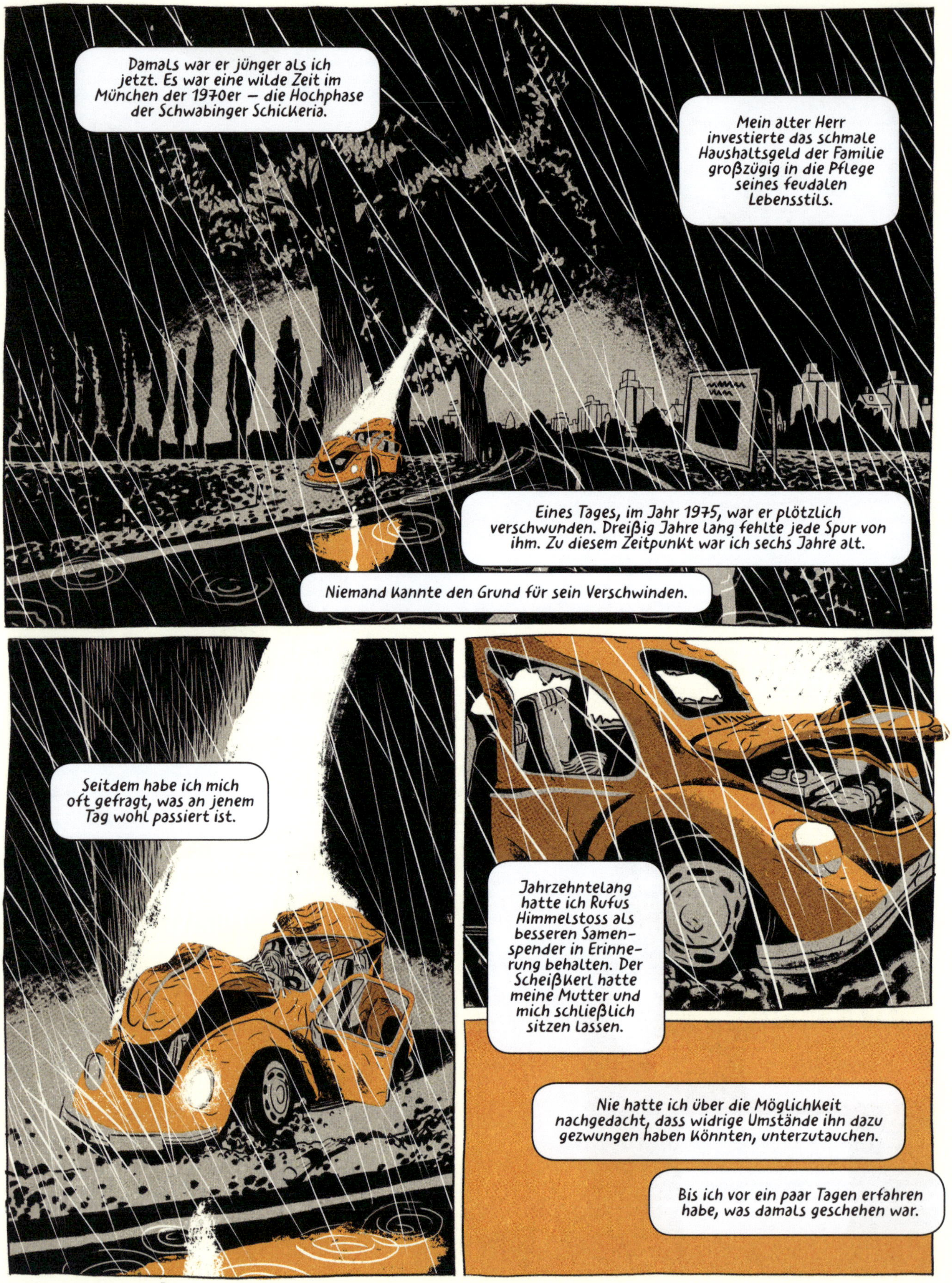
Damals war er jünger als ich jetzt. Es war eine wilde Zeit im München der 1970er – die Hochphase der Schwabinger Schickeria.
Mein alter Herr investierte das schmale Haushaltsgeld der Familie großzügig in die Pflege seines feudalen Lebensstils.
Eines Tages, im Jahr 1975, war er plötzlich verschwunden. Dreißig Jahre lang fehlte jede Spur von ihm. Zu diesem Zeitpunkt war ich sechs Jahre alt.
Niemand kannte den Grund für sein Verschwinden.
Seitdem habe ich mich oft gefragt, was an jenem Tag wohl passiert ist.
Jahrzehntelang hatte ich Rufus Himmelstoss als besseren Samenspender in Erinnerung behalten. Der Scheißkerl hatte meine Mutter und mich schließlich sitzen lassen.
Nie hatte ich über die Möglichkeit nachgedacht, dass widrige Umstände ihn dazu gezwungen haben könnten, unterzutauchen.
Bis ich vor ein paar Tagen erfahren habe, was damals geschehen war.

VATERMILCH

BUCH 1

KAPITEL 1

SONNENSCHUTZ

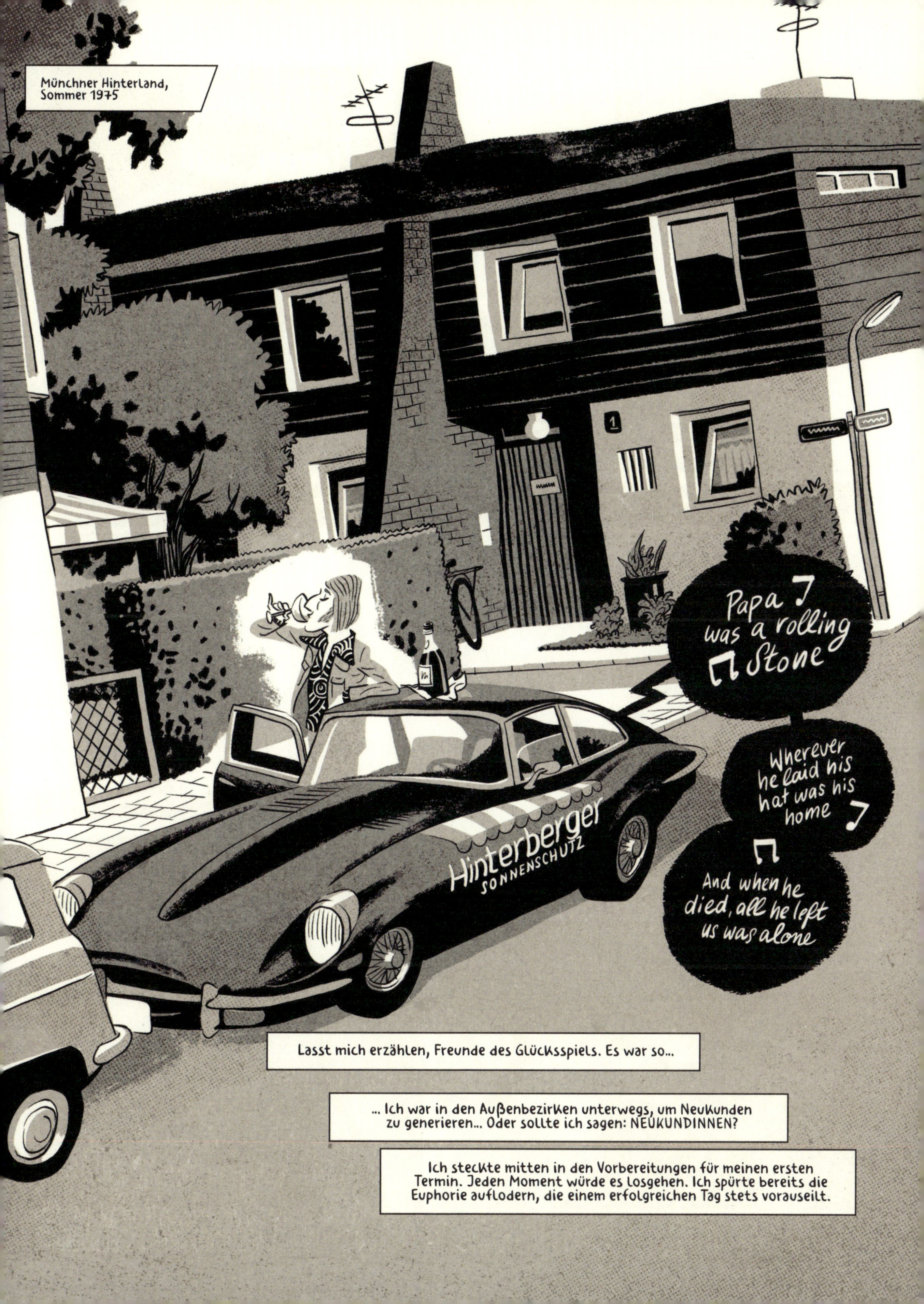

Münchner Hinterland, Sommer 1975
Papa was a rolling Stone
Wherever he laid his hat was his home
And when he died, all he left us was alone
Hinterberger SONNENSCHUTZ
Lasst mich erzählen, Freunde des Glücksspiels. Es war so...
... Ich war in den Außenbezirken unterwegs, um Neukunden zu generieren... Oder sollte ich sagen: NEUKUNDINNEN?
Ich steckte mitten in den Vorbereitungen für meinen ersten Termin. Jeden Moment würde es losgehen. Ich spürte bereits die Euphorie auflodern, die einem erfolgreichen Tag stets vorauseilt.

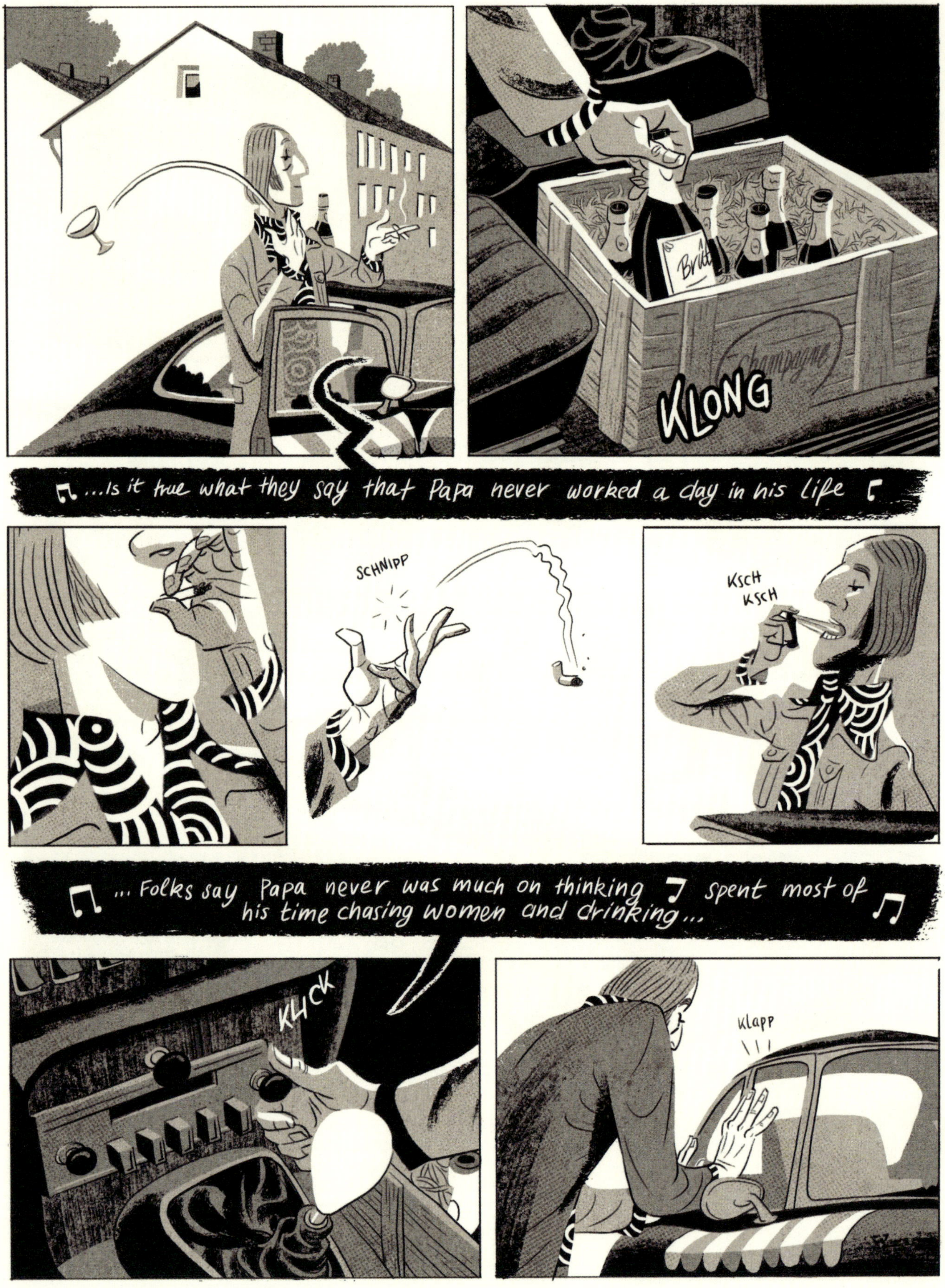
Champagne
KLONG
...Is it true what they say that Papa never worked a day in his life
SCHNIPP
KSCH KSCH
... Folks say Papa never was much on thinking
spent most of his time chasing women and drinking...
KLICK
Klapp

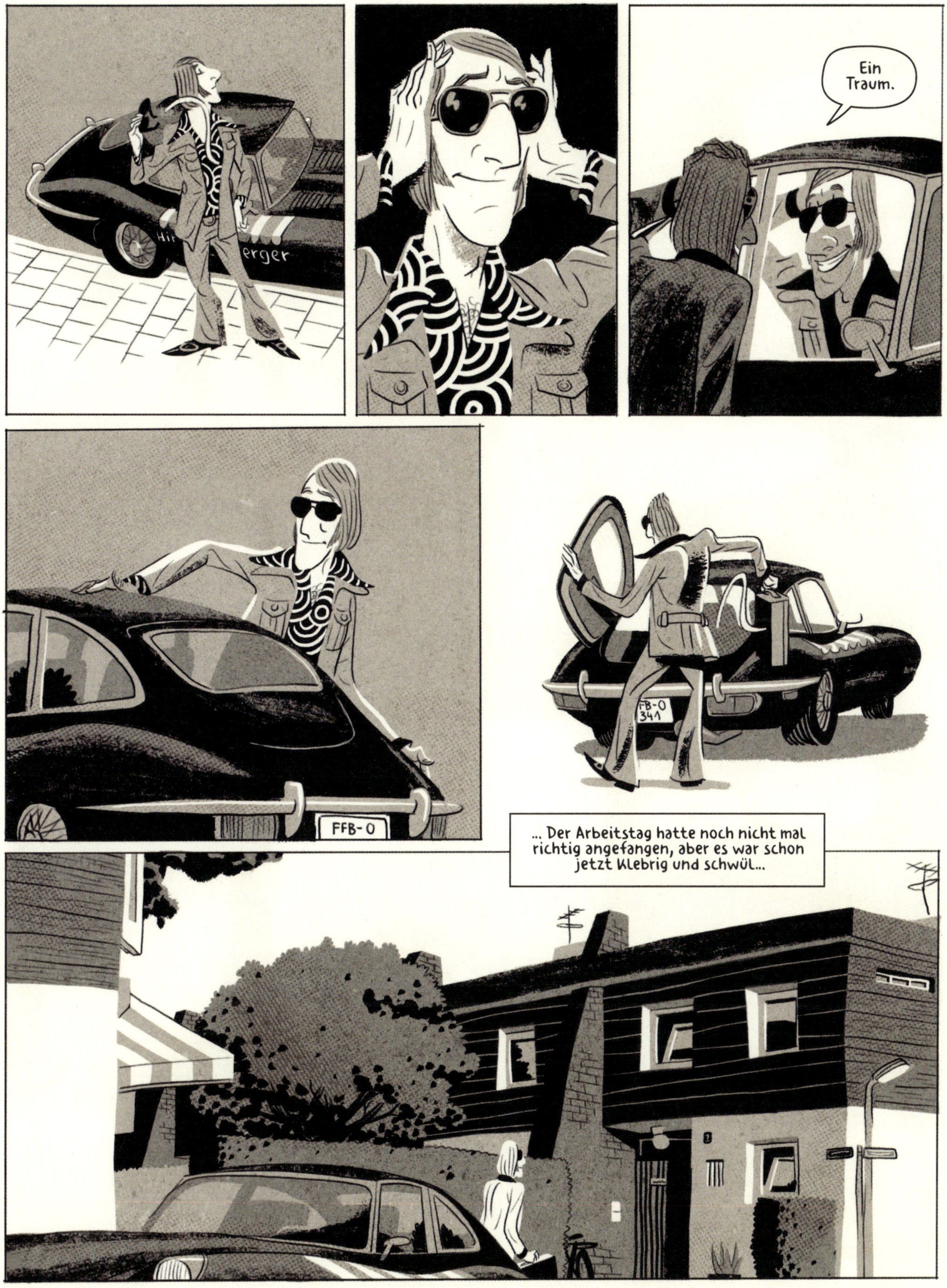
Ein Traum.
... Der Arbeitstag hatte noch nicht mal richtig angefangen, aber es war schon jetzt klebrig und schwül...

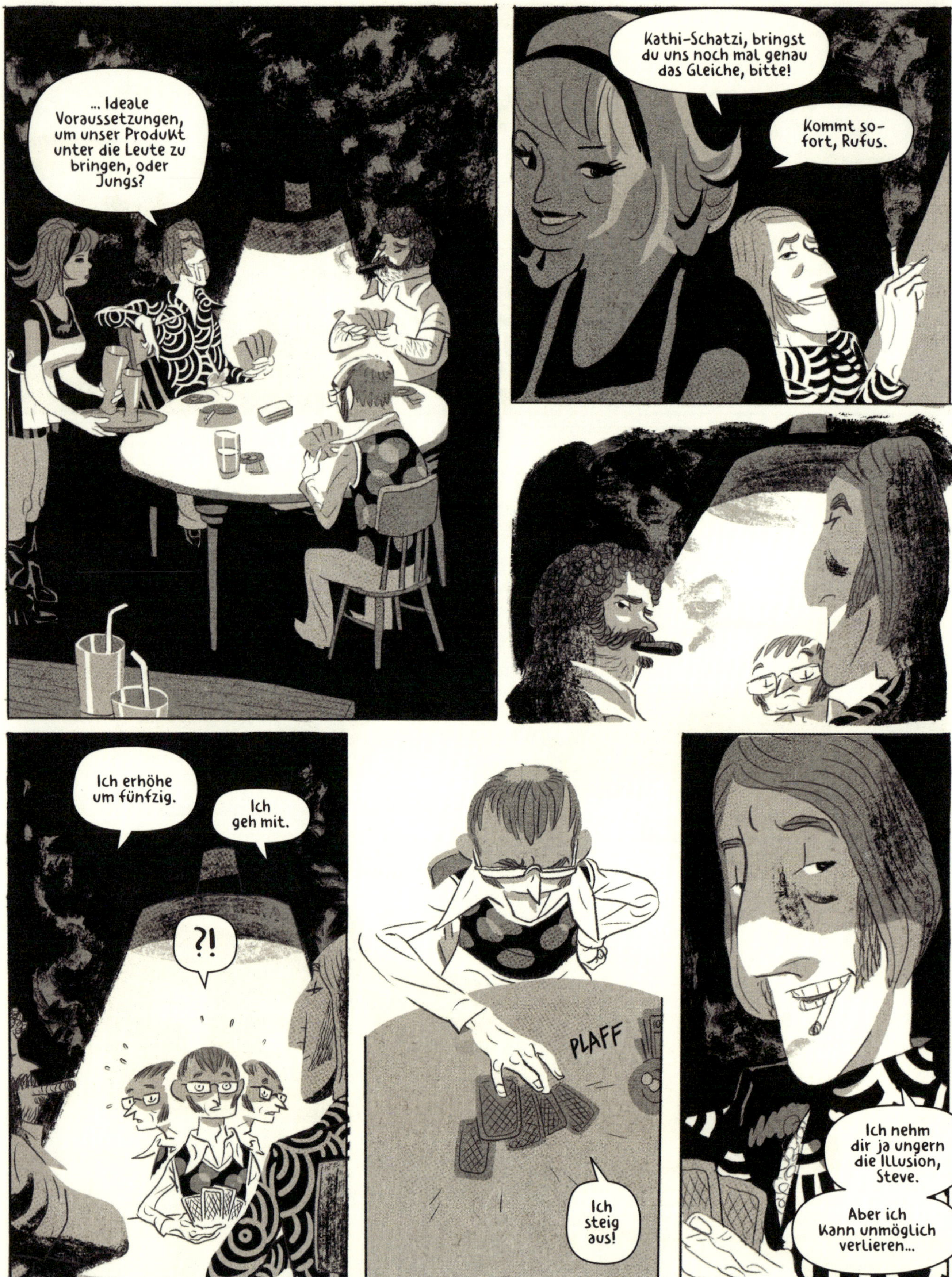
... Ideale Voraussetzungen, um unser Produkt unter die Leute zu bringen, oder Jungs?
Kathi-Schatzi, bringst du uns noch mal genau das Gleiche, bitte!
Kommt sofort, Rufus.
Ich erhöhe um fünfzig.
Ich geh mit.
?!
PLAFF
Ich steig aus!
Ich nehm dir ja ungern die Illusion, Steve.
Aber ich kann unmöglich verlieren...

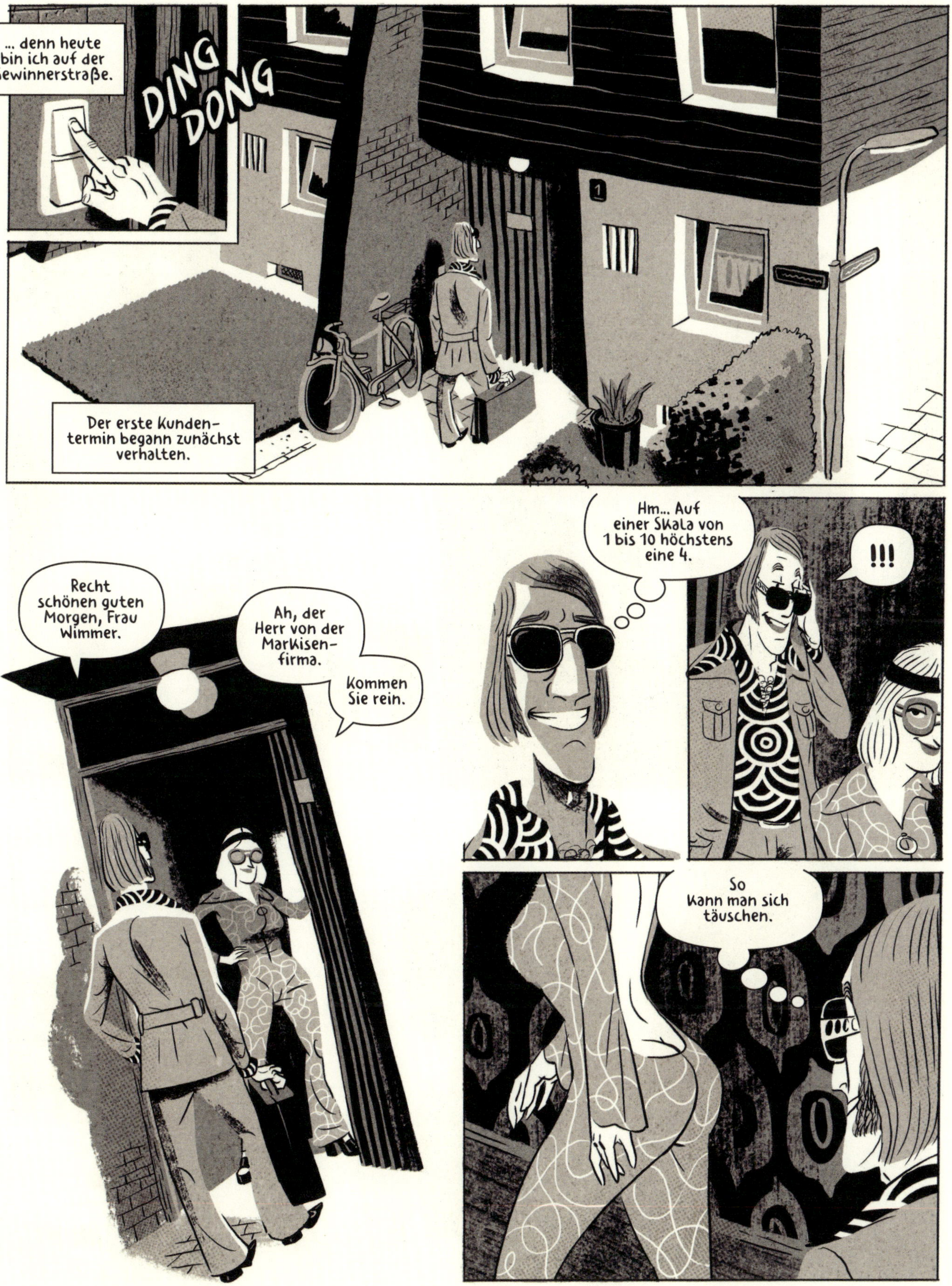

... denn heute bin ich auf der Gewinnerstraße.
DING DONG
Der erste Kundentermin begann zunächst verhalten.
Recht schönen guten Morgen, Frau Wimmer.
Ah, der Herr von der Markisenfirma.
Kommen Sie rein.
Hm... Auf einer Skala von 1 bis 10 höchstens eine 4.
!!!
So kann man sich täuschen.

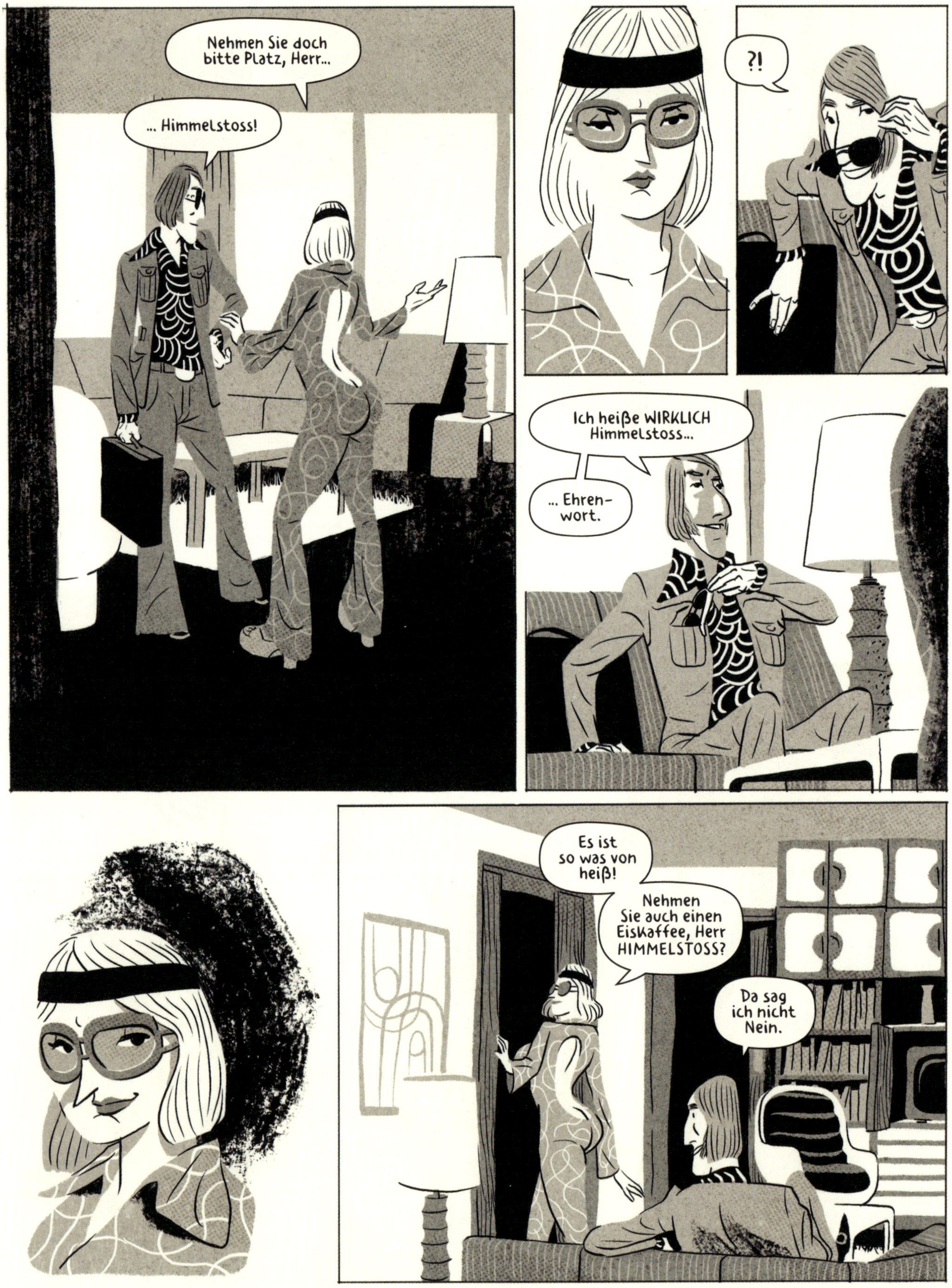
Nehmen Sie doch bitte Platz, Herr...
... Himmelstoss!
?!
Ich heiße WIRKLICH Himmelstoss...
... Ehren-wort.
Es ist so was von heiß!
Nehmen Sie auch einen Eiskaffee, Herr HIMMELSTOSS?
Da sag ich nicht Nein.

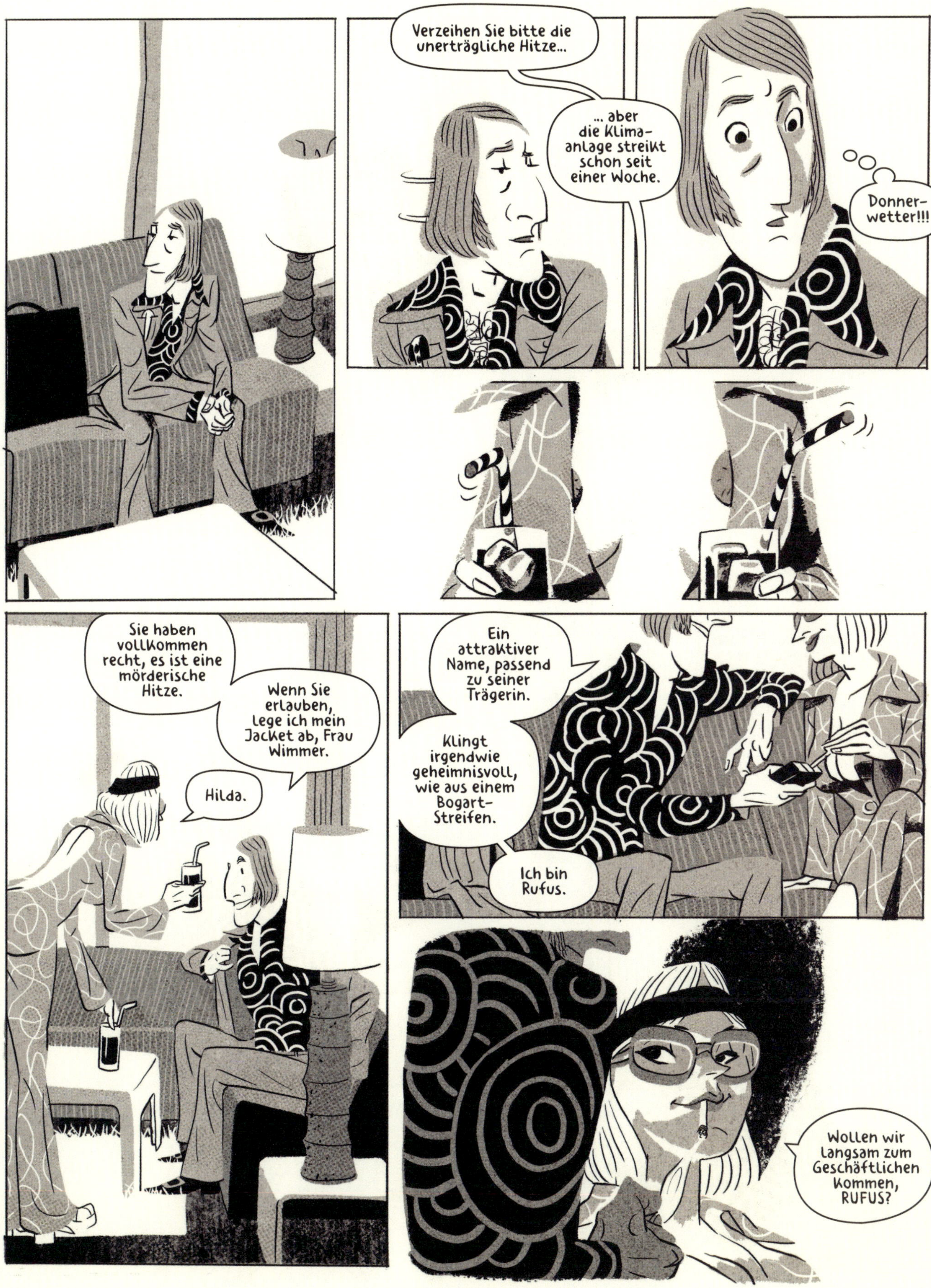
Verzeihen Sie bitte die unerträgliche Hitze...
... aber die Klima-anlage streikt schon seit einer Woche.
Donner-wetter!!!
Sie haben vollkommen recht, es ist eine mörderische Hitze.
Wenn Sie erlauben, lege ich mein Jacket ab, Frau Wimmer.
Hilda.
Ein attraktiver Name, passend zu seiner Trägerin.
Klingt irgendwie geheimnisvoll, wie aus einem Bogart-Streifen.
Ich bin Rufus.
Wollen wir langsam zum Geschäftlichen kommen, RUFUS?

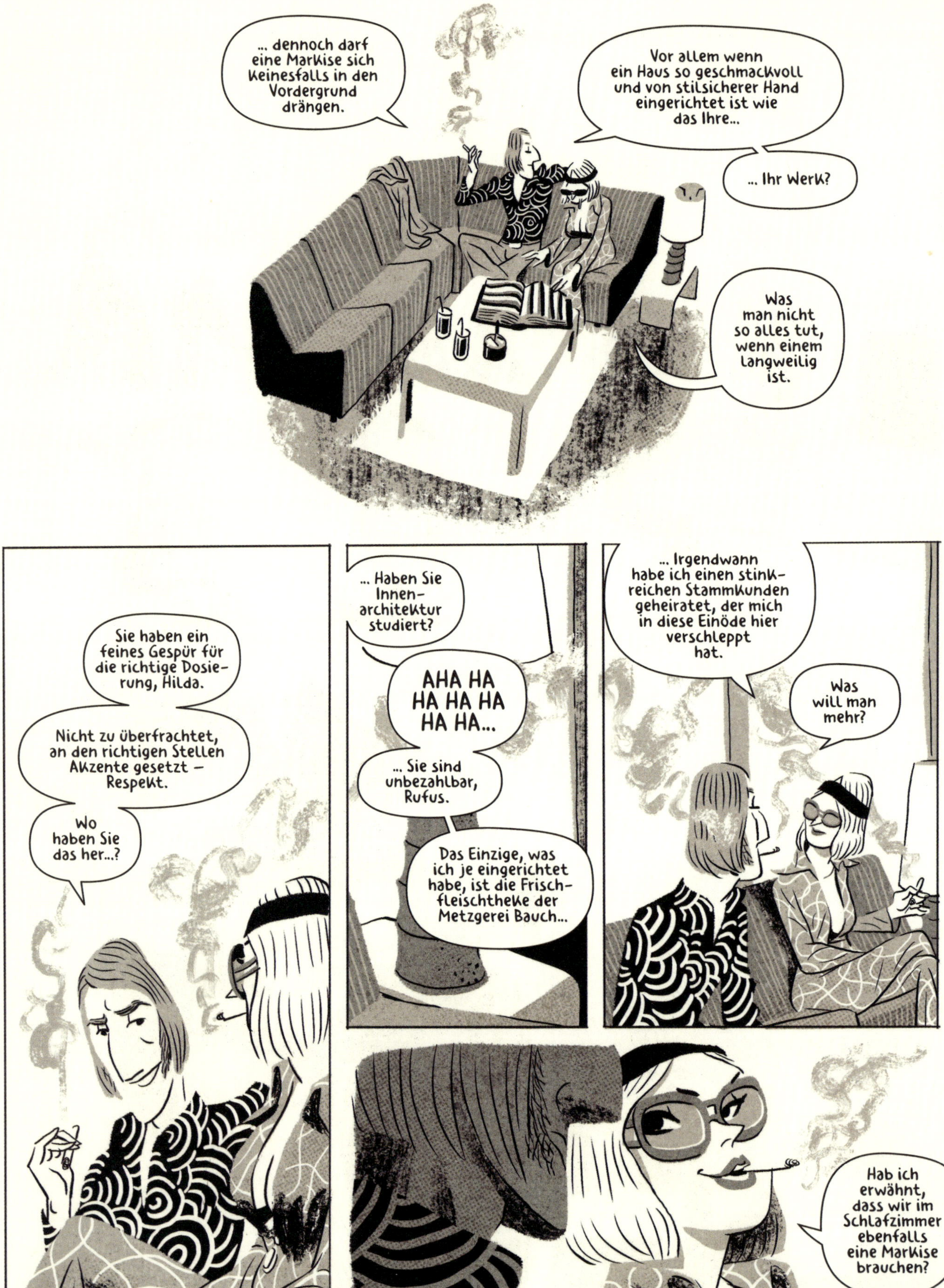
... dennoch darf eine Markise sich keinesfalls in den Vordergrund drängen.
Vor allem wenn ein Haus so geschmackvoll und von stilsicherer Hand eingerichtet ist wie das Ihre...
... Ihr Werk?
Was man nicht so alles tut, wenn einem langweilig ist.
Sie haben ein feines Gespür für die richtige Dosierung, Hilda.
Nicht zu überfrachtet, an den richtigen Stellen Akzente gesetzt – Respekt.
Wo haben Sie das her...?
... Haben Sie Innenarchitektur studiert?
AHA HA HA HA HA HA HA...
... Sie sind unbezahlbar, Rufus.
Das Einzige, was ich je eingerichtet habe, ist die Frischfleischtheke der Metzgerei Bauch...
... Irgendwann habe ich einen stinkreichen Stammkunden geheiratet, der mich in diese Einöde hier verschleppt hat.
Was will man mehr?
Hab ich erwähnt, dass wir im Schlafzimmer ebenfalls eine Markise brauchen?

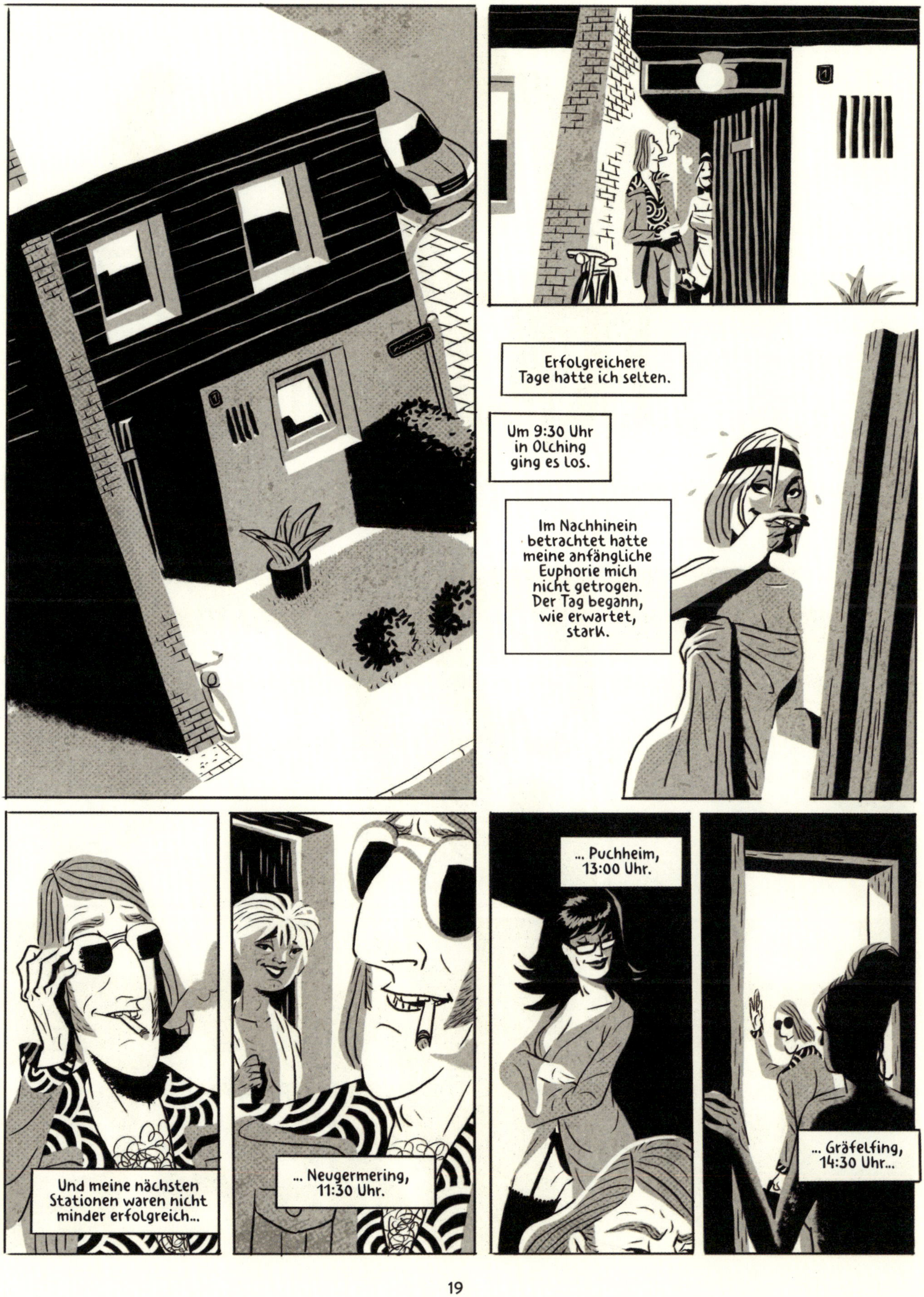
Erfolgreichere Tage hatte ich selten.
Um 9:30 Uhr in Olching ging es los.
Im Nachhinein betrachtet hatte meine anfängliche Euphorie mich nicht getrogen. Der Tag begann, wie erwartet, stark.
Und meine nächsten Stationen waren nicht minder erfolgreich...
... Neugermering, 11:30 Uhr.
... Puchheim, 13:00 Uhr.
... Gräfelfing, 14:30 Uhr...

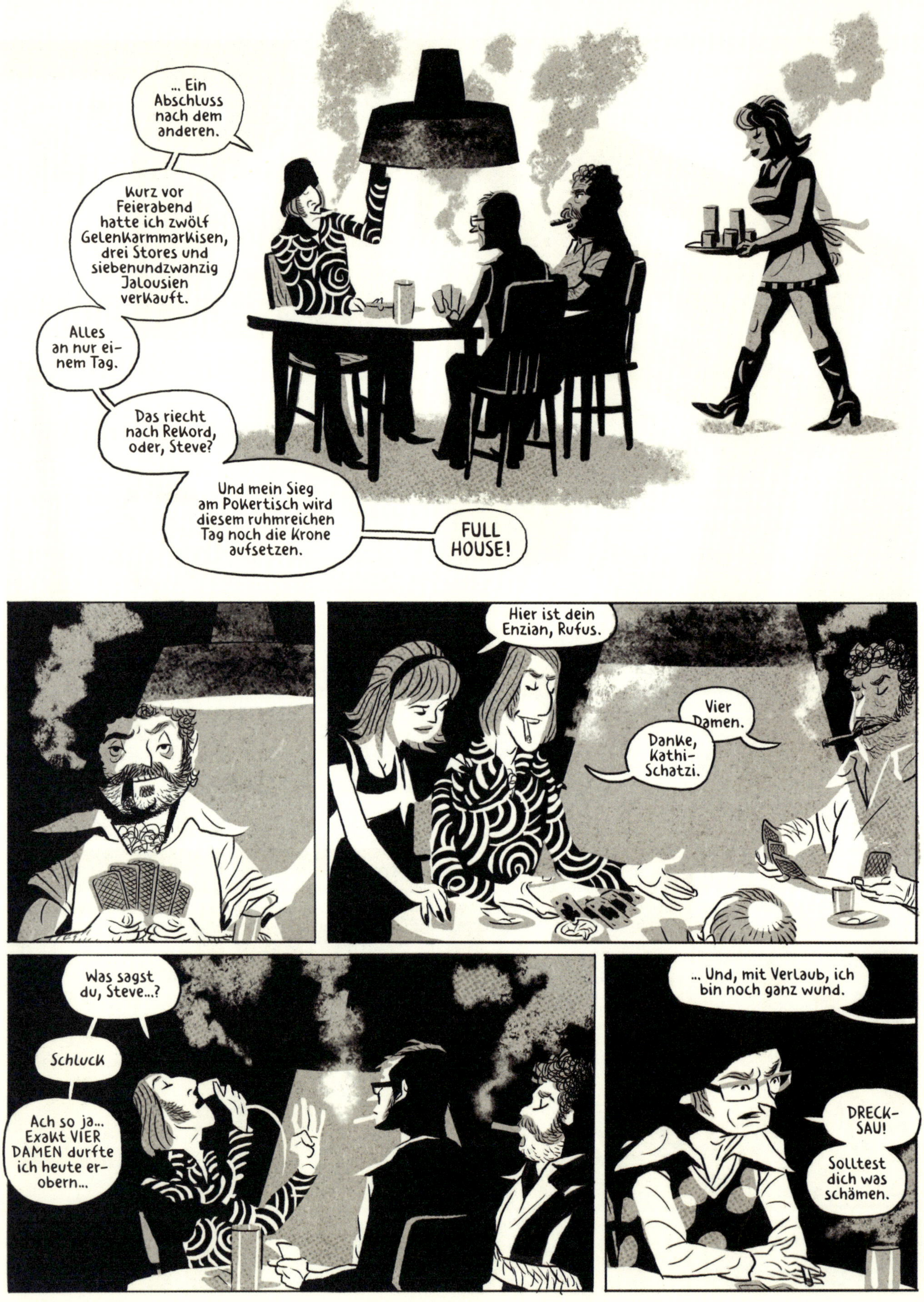
... Ein Abschluss nach dem anderen.
Kurz vor Feierabend hatte ich zwölf Gelenkarmmarkisen, drei Stores und siebenundzwanzig Jalousien verkauft.
Alles an nur einem Tag.
Das riecht nach Rekord, oder, Steve?
Und mein Sieg am Pokertisch wird diesem ruhmreichen Tag noch die Krone aufsetzen.
FULL HOUSE!
Hier ist dein Enzian, Rufus.
Vier Damen.
Danke, Kathi-Schatzi.
Was sagst du, Steve...?
Schluck
Ach so ja... Exakt VIER DAMEN durfte ich heute erobern...
... Und, mit Verlaub, ich bin noch ganz wund.
DRECK-SAU!
Solltest dich was schämen.

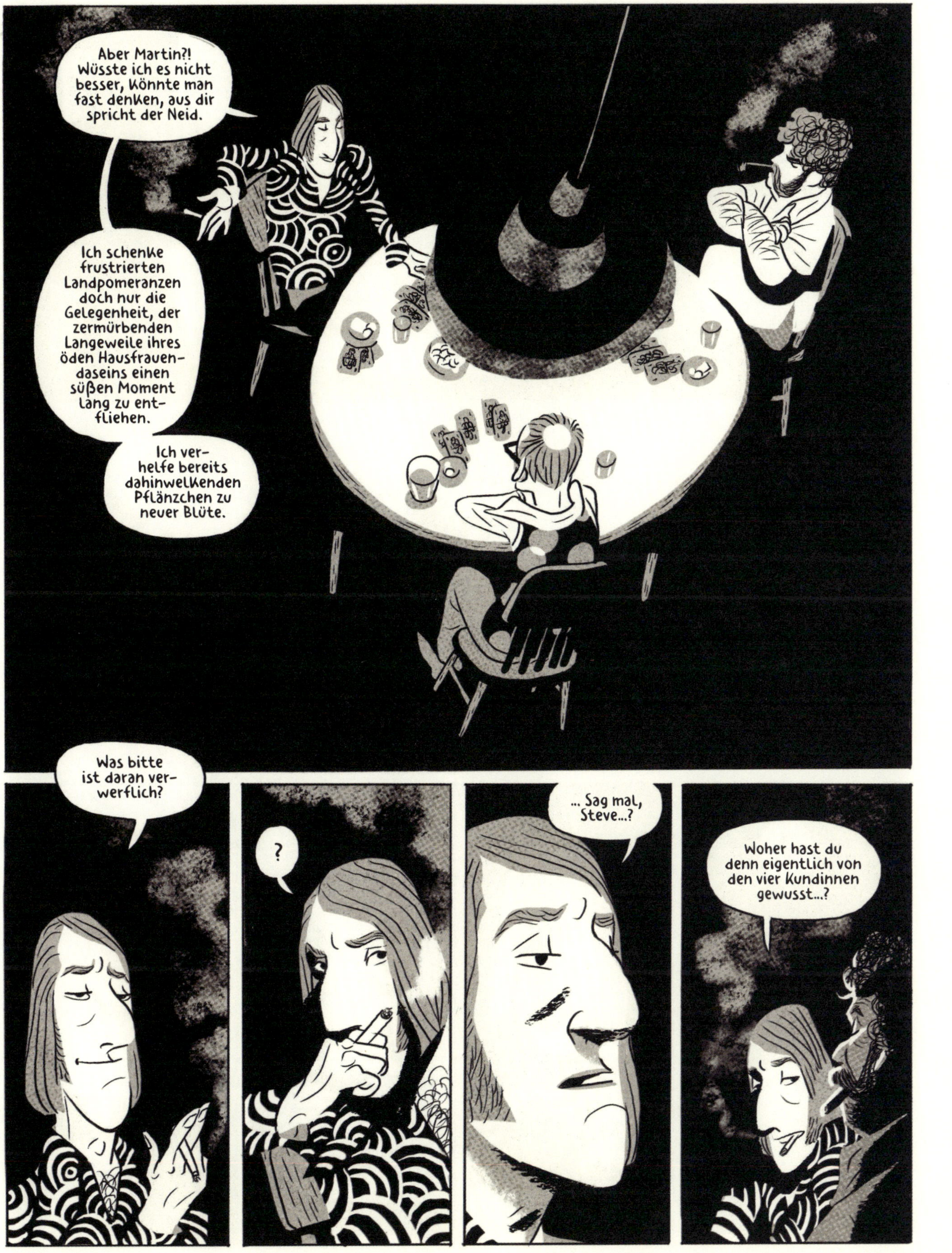
Aber Martin?! Wüsste ich es nicht besser, könnte man fast denken, aus dir spricht der Neid.
Ich schenke frustrierten Landpomeranzen doch nur die Gelegenheit, der zermürbenden Langeweile ihres öden Hausfrauendaseins einen süßen Moment lang zu entfliehen.
Ich verhelfe bereits dahinwelkenden Pflänzchen zu neuer Blüte.
Was bitte ist daran verwerflich?
?
... Sag mal, Steve...?
Woher hast du denn eigentlich von den vier Kundinnen gewusst...?

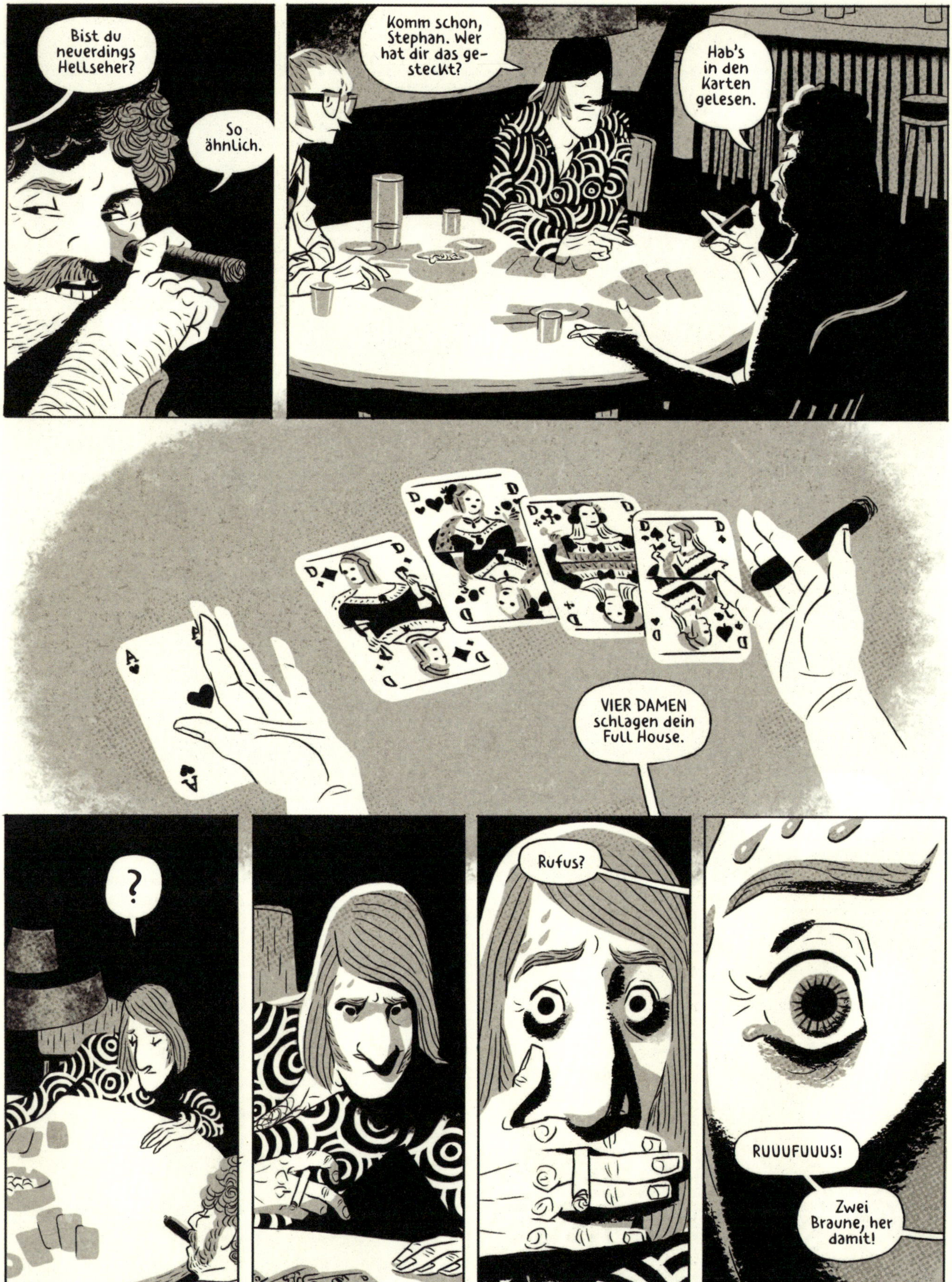
Bist du
neuerdings
Hellseher?
So
ähnlich.
Komm schon,
Stephan. Wer
hat dir das ge-
steckt?
Hab's
in den
Karten
gelesen.
VIER DAMEN
schlagen dein
Full House.
?
Rufus?
RUUUFUUUS!
Zwei
Braune, her
damit!

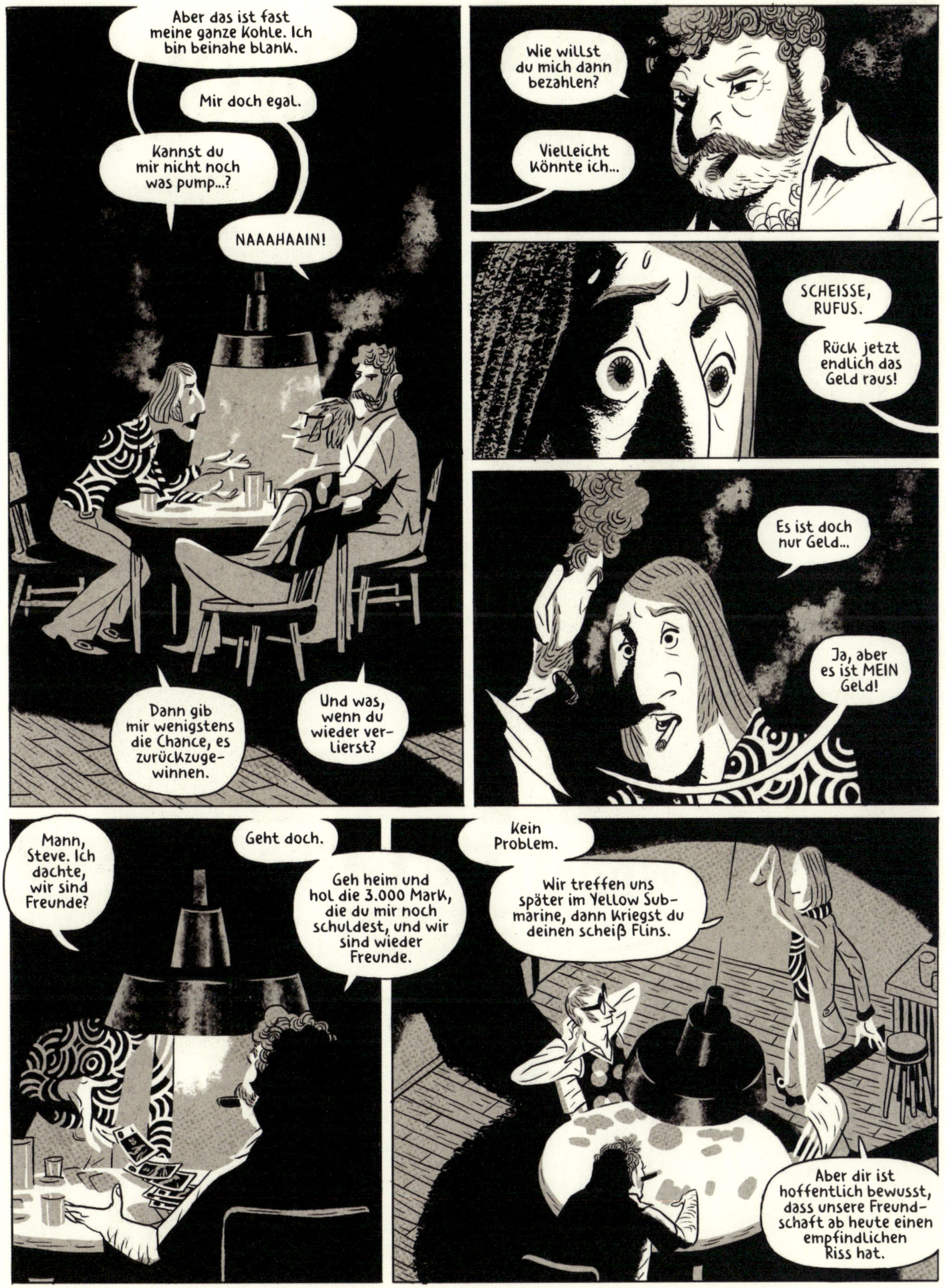

Aber das ist fast meine ganze Kohle. Ich bin beinahe blank.
Mir doch egal.
Kannst du mir nicht noch was pump...?
NAAAHAAIN!
Dann gib mir wenigstens die Chance, es zurückzuge-winnen.
Und was, wenn du wieder ver-lierst?
Wie willst du mich dann bezahlen?
Vielleicht könnte ich...
SCHEISSE, RUFUS.
Rück jetzt endlich das Geld raus!
Es ist doch nur Geld...
Ja, aber es ist MEIN Geld!
Mann, Steve. Ich dachte, wir sind Freunde?
Geht doch.
Geh heim und hol die 3.000 Mark, die du mir noch schuldest, und wir sind wieder Freunde.
Kein Problem.
Wir treffen uns später im Yellow Sub-marine, dann kriegst du deinen scheiß Flins.
Aber dir ist hoffentlich bewusst, dass unsere Freund-schaft ab heute einen empfindlichen Riss hat.

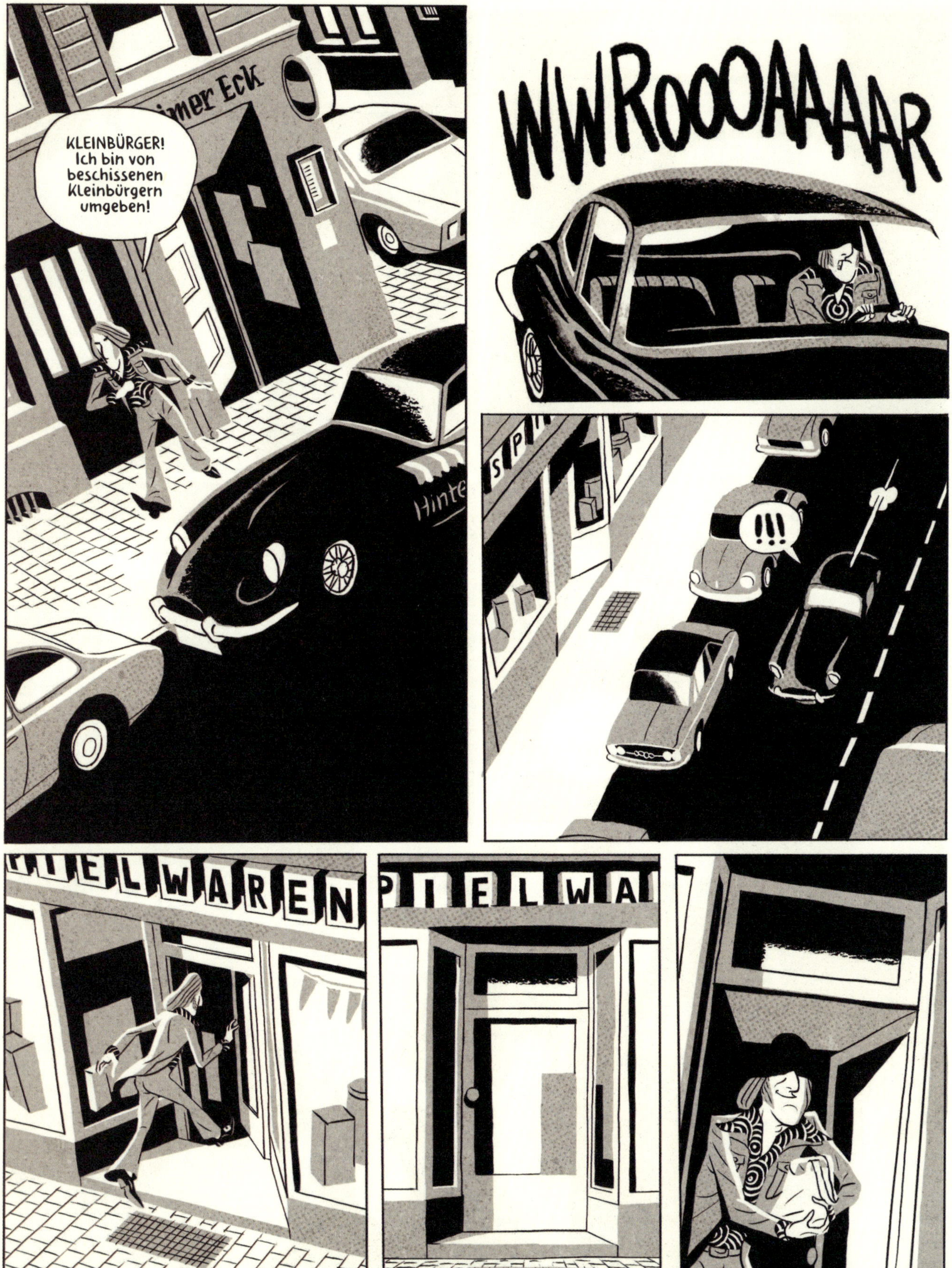

imer Eck
KLEINBÜRGER! Ich bin von beschissenen Kleinbürgern umgeben!
WWROOOAAAAR
!!!
PIELWAREN
PIELWA

KAPITEL 2

PLÄNE

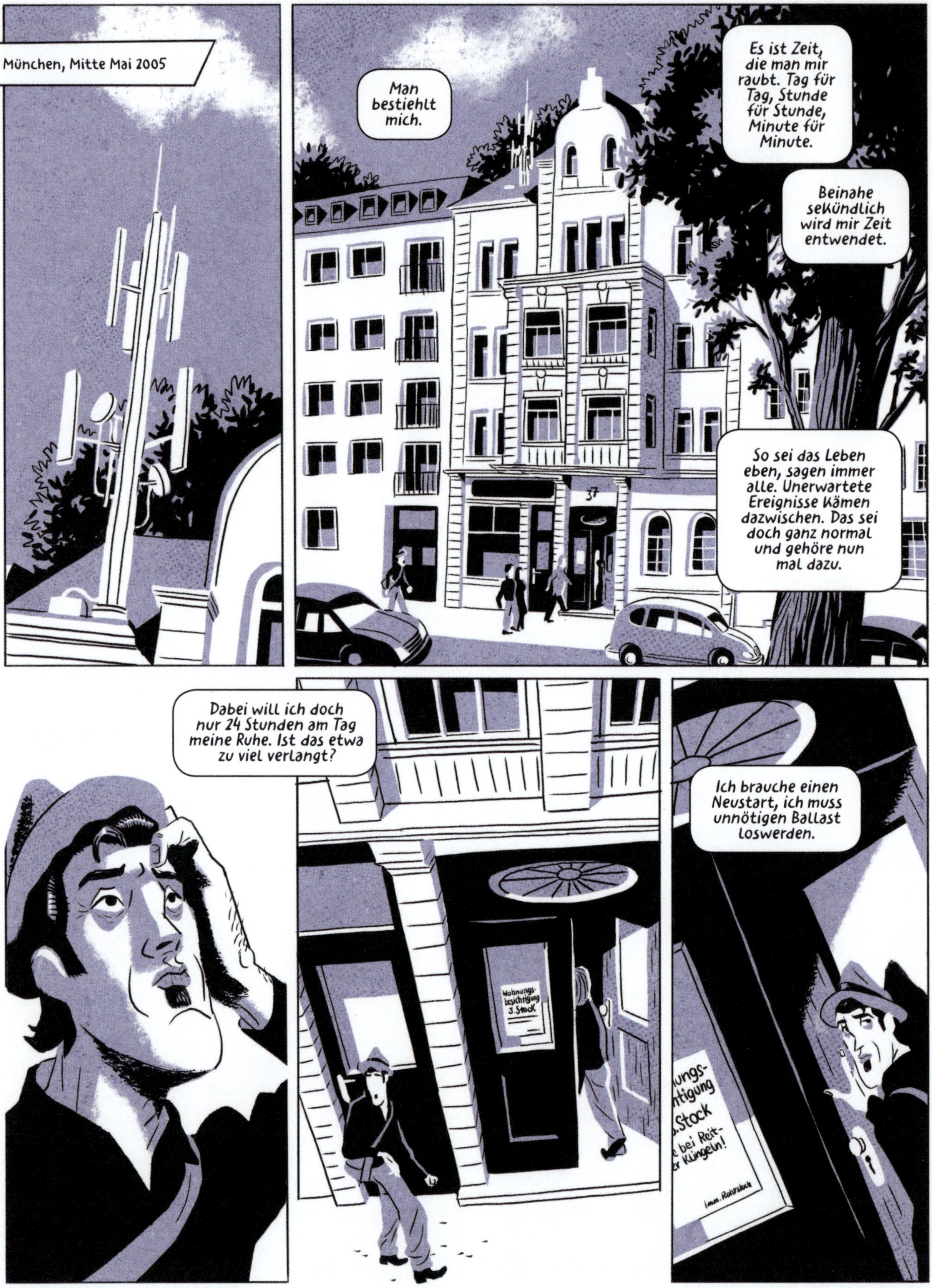
München, Mitte Mai 2005
Man bestiehlt mich.
Es ist Zeit, die man mir raubt. Tag für Tag, Stunde für Stunde, Minute für Minute.
Beinahe sekündlich wird mir Zeit entwendet.
So sei das Leben eben, sagen immer alle. Unerwartete Ereignisse kämen dazwischen. Das sei doch ganz normal und gehöre nun mal dazu.
Dabei will ich doch nur 24 Stunden am Tag meine Ruhe. Ist das etwa zu viel verlangt?
Wohnungs-besichtigung 3. Stock
Ich brauche einen Neustart, ich muss unnötigen Ballast loswerden.

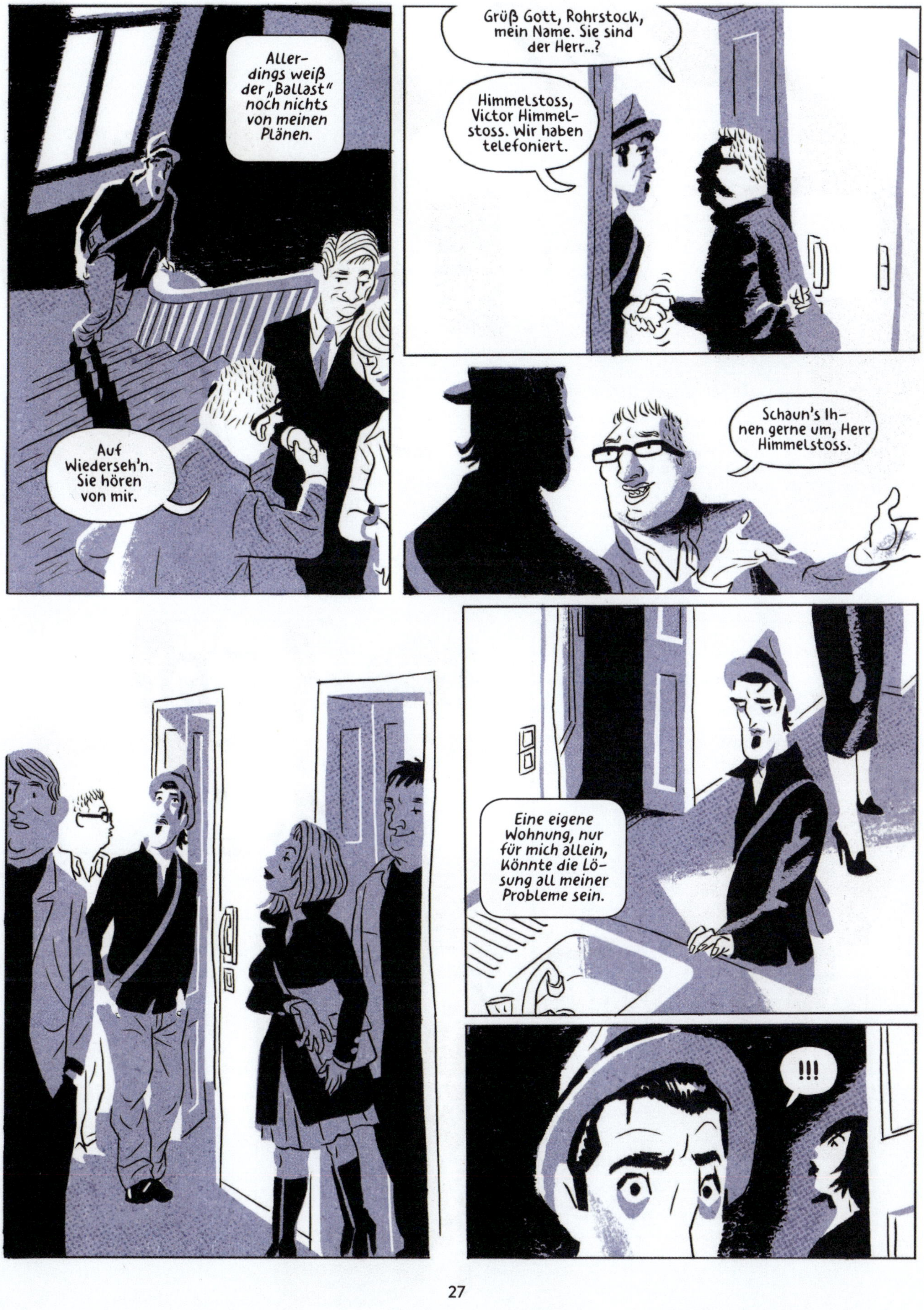
Aller-dings weiß der „Ballast“ noch nichts von meinen Plänen.
Auf Wiederseh'n. Sie hören von mir.
Grüß Gott, Rohrstock, mein Name. Sie sind der Herr...?
Himmelstoss, Victor Himmel-stoss. Wir haben telefoniert.
Schaun's Ih-nen gerne um, Herr Himmelstoss.
Eine eigene Wohnung, nur für mich allein, könnte die Lö-sung all meiner Probleme sein.
!!!

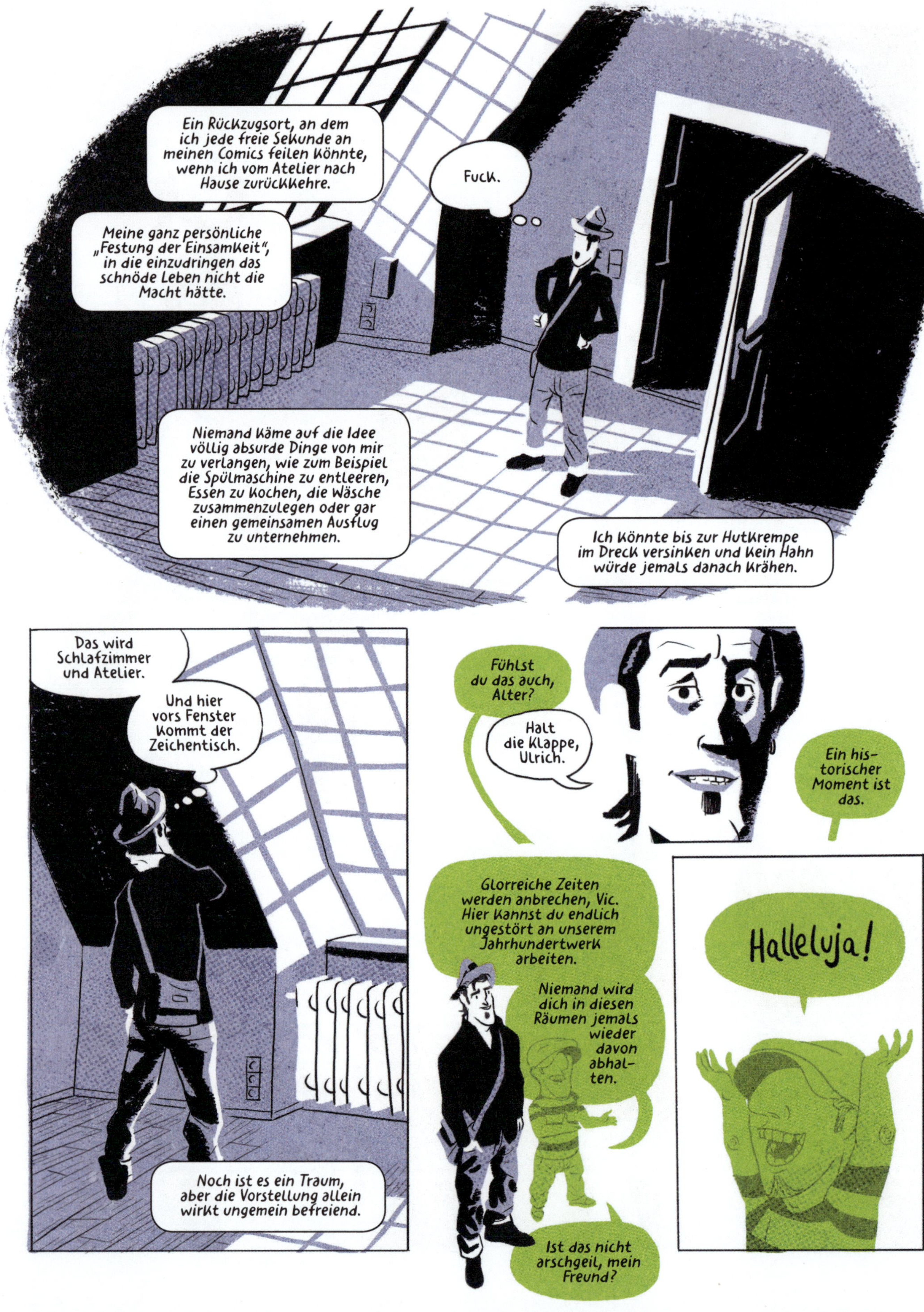
Ein Rückzugsort, an dem ich jede freie Sekunde an meinen Comics feilen könnte, wenn ich vom Atelier nach Hause zurückkehre.
Meine ganz persönliche „Festung der Einsamkeit", in die einzudringen das schnöde Leben nicht die Macht hätte.
Fuck.
Niemand käme auf die Idee völlig absurde Dinge von mir zu verlangen, wie zum Beispiel die Spülmaschine zu entleeren, Essen zu kochen, die Wäsche zusammenzulegen oder gar einen gemeinsamen Ausflug zu unternehmen.
Ich könnte bis zur Hutkrempe im Dreck versinken und kein Hahn würde jemals danach krähen.
Das wird Schlafzimmer und Atelier.
Und hier vors Fenster kommt der Zeichentisch.
Noch ist es ein Traum, aber die Vorstellung allein wirkt ungemein befreiend.
Fühlst du das auch, Alter?
Halt die Klappe, Ulrich.
Ein historischer Moment ist das.
Glorreiche Zeiten werden anbrechen, Vic. Hier kannst du endlich ungestört an unserem Jahrhundertwerk arbeiten.
Niemand wird dich in diesen Räumen jemals wieder davon abhalten.
Ist das nicht arschgeil, mein Freund?
Halleluja!

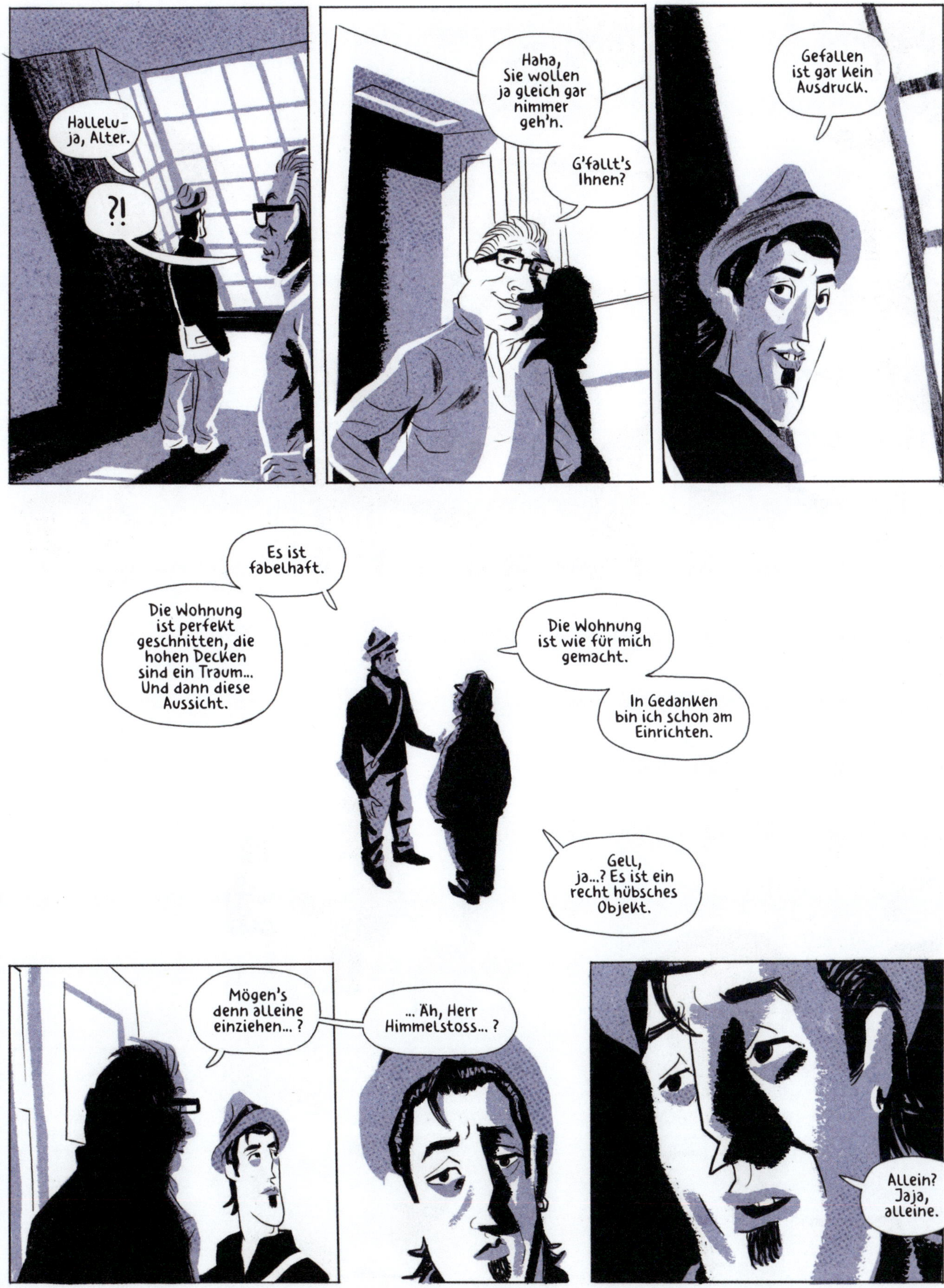

Halleluja, Alter.
?!
Haha, Sie wollen ja gleich gar nimmer geh'n.
G'fallt's Ihnen?
Gefallen ist gar kein Ausdruck.
Es ist fabelhaft.
Die Wohnung ist perfekt geschnitten, die hohen Decken sind ein Traum... Und dann diese Aussicht.
Die Wohnung ist wie für mich gemacht.
In Gedanken bin ich schon am Einrichten.
Gell, ja...? Es ist ein recht hübsches Objekt.
Mögen's denn alleine einziehen... ?
... Äh, Herr Himmelstoss... ?
Allein? Jaja, alleine.

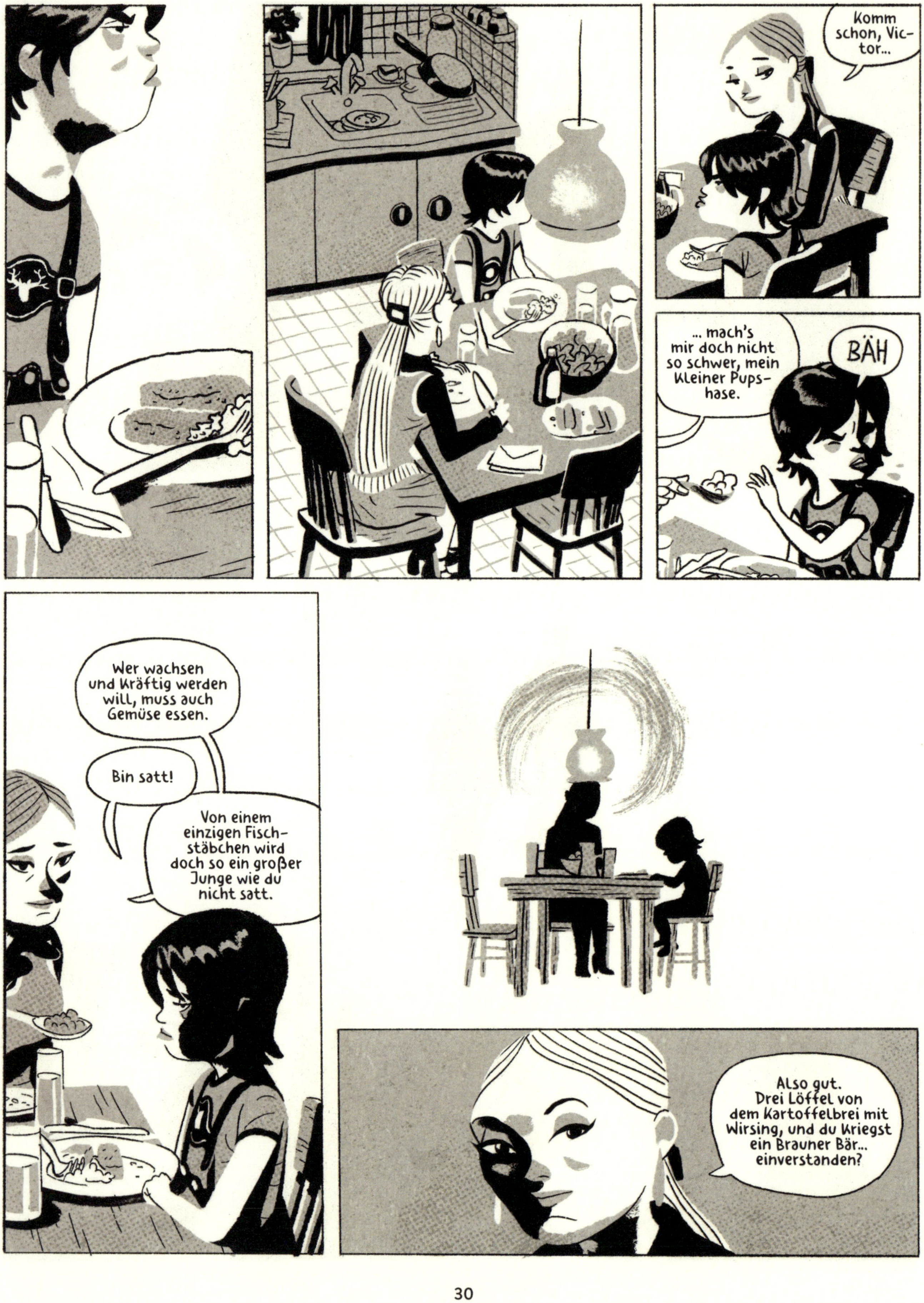
Komm schon, Victor...
... mach's mir doch nicht so schwer, mein kleiner Pupshase.
BÄH
Wer wachsen und kräftig werden will, muss auch Gemüse essen.
Bin satt!
Von einem einzigen Fischstäbchen wird doch so ein großer Junge wie du nicht satt.
Also gut. Drei Löffel von dem Kartoffelbrei mit Wirsing, und du kriegst ein Brauner Bär... einverstanden?

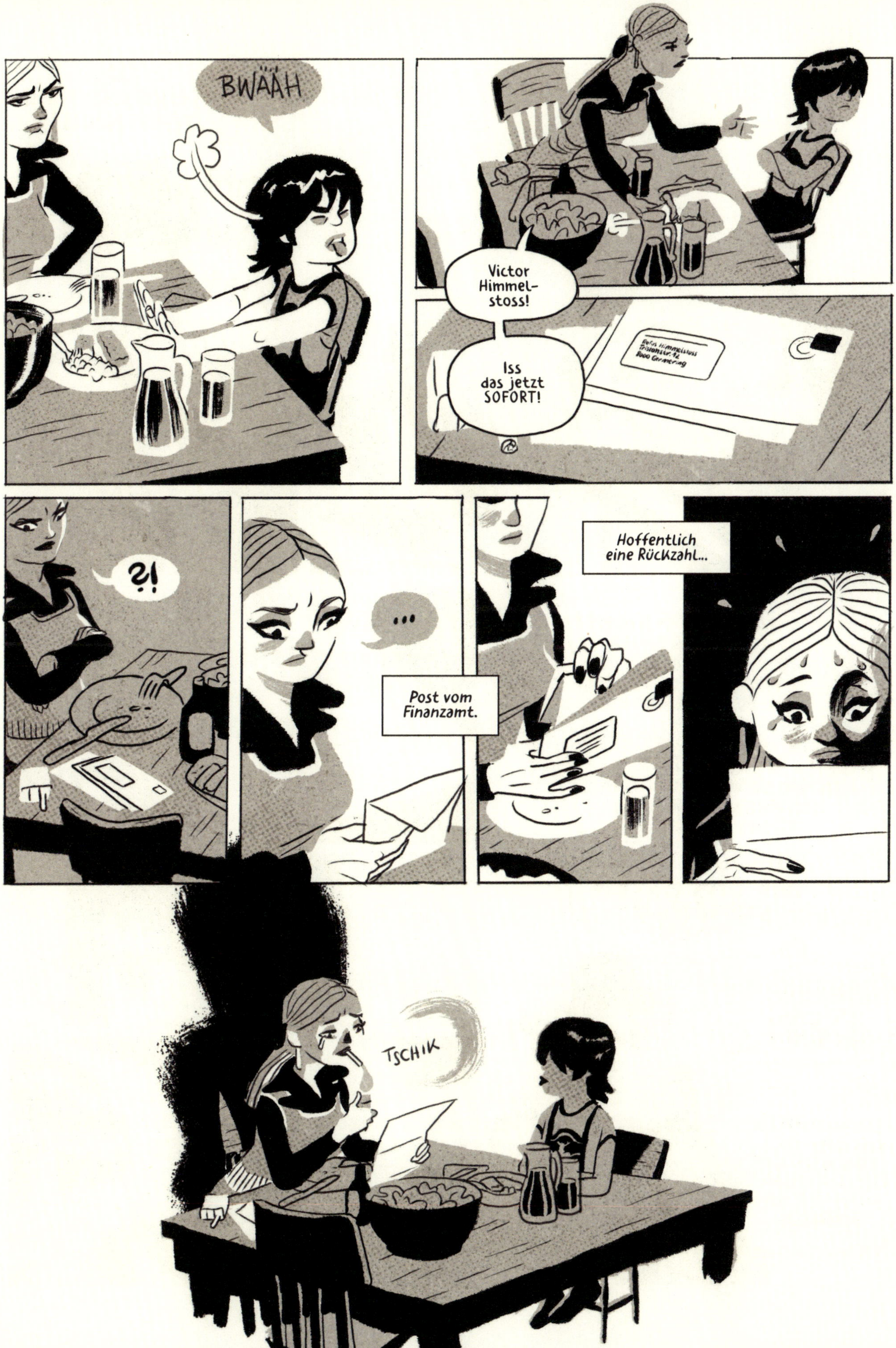
BWÄÄH
Victor Himmelstoss!
Iss das jetzt SOFORT!
?!
...
Post vom Finanzamt.
Hoffentlich eine Rückzahl...
TSCHIK

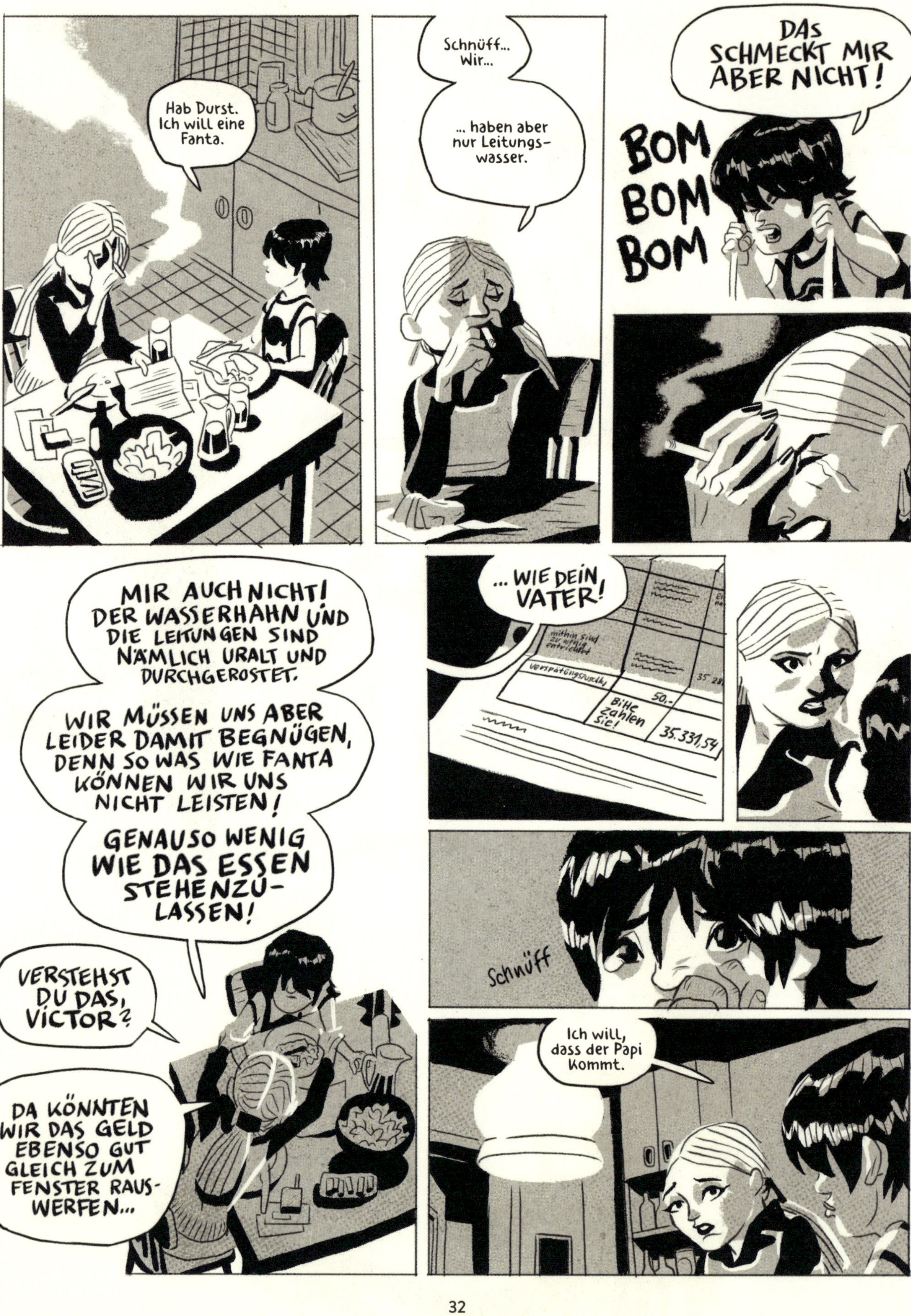
Hab Durst. Ich will eine Fanta.
Schnüff... Wir...
... haben aber nur Leitungswasser.
DAS SCHMECKT MIR ABER NICHT!
BOM BOM BOM
MIR AUCH NICHT! DER WASSERHAHN UND DIE LEITUNGEN SIND NÄMLICH URALT UND DURCHGEROSTET.
WIR MÜSSEN UNS ABER LEIDER DAMIT BEGNÜGEN, DENN SO WAS WIE FANTA KÖNNEN WIR UNS NICHT LEISTEN!
GENAUSO WENIG WIE DAS ESSEN STEHENZU-LASSEN!
VERSTEHST DU DAS, VICTOR?
DA KÖNNTEN WIR DAS GELD EBENSO GUT GLEICH ZUM FENSTER RAUS-WERFEN...
... WIE DEIN VATER!
mithin sind zu wenig entrichtet
Verspätungszuschlag
50.-
Bitte zahlen Sie!
35.331,54
Schnüff
Ich will, dass der Papi kommt.

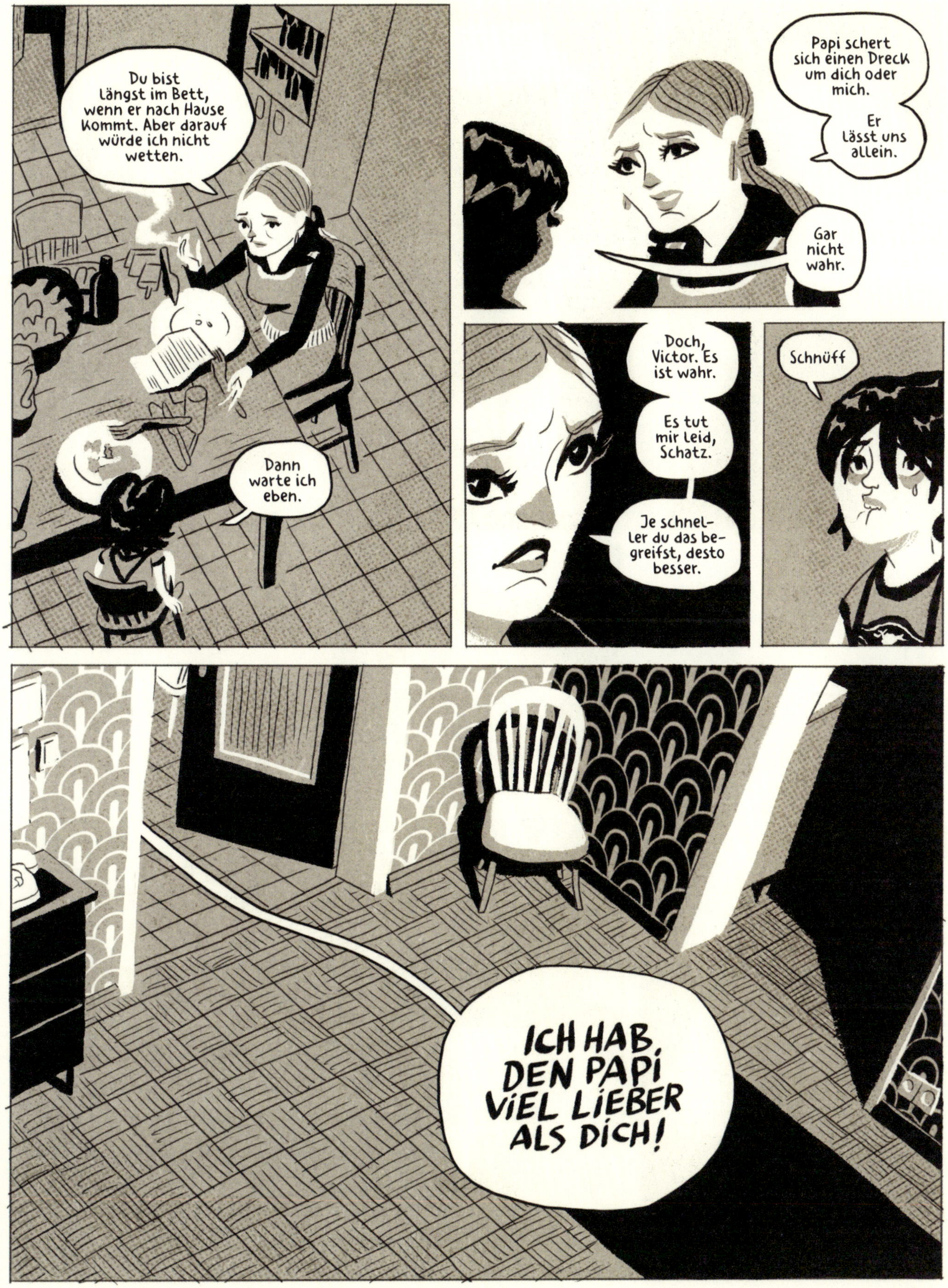
Du bist längst im Bett, wenn er nach Hause kommt. Aber darauf würde ich nicht wetten.
Dann warte ich eben.
Papi schert sich einen Dreck um dich oder mich.
Er lässt uns allein.
Gar nicht wahr.
Doch, Victor. Es ist wahr.
Es tut mir leid, Schatz.
Je schneller du das begreifst, desto besser.
Schnüff
ICH HAB DEN PAPI VIEL LIEBER ALS DICH!

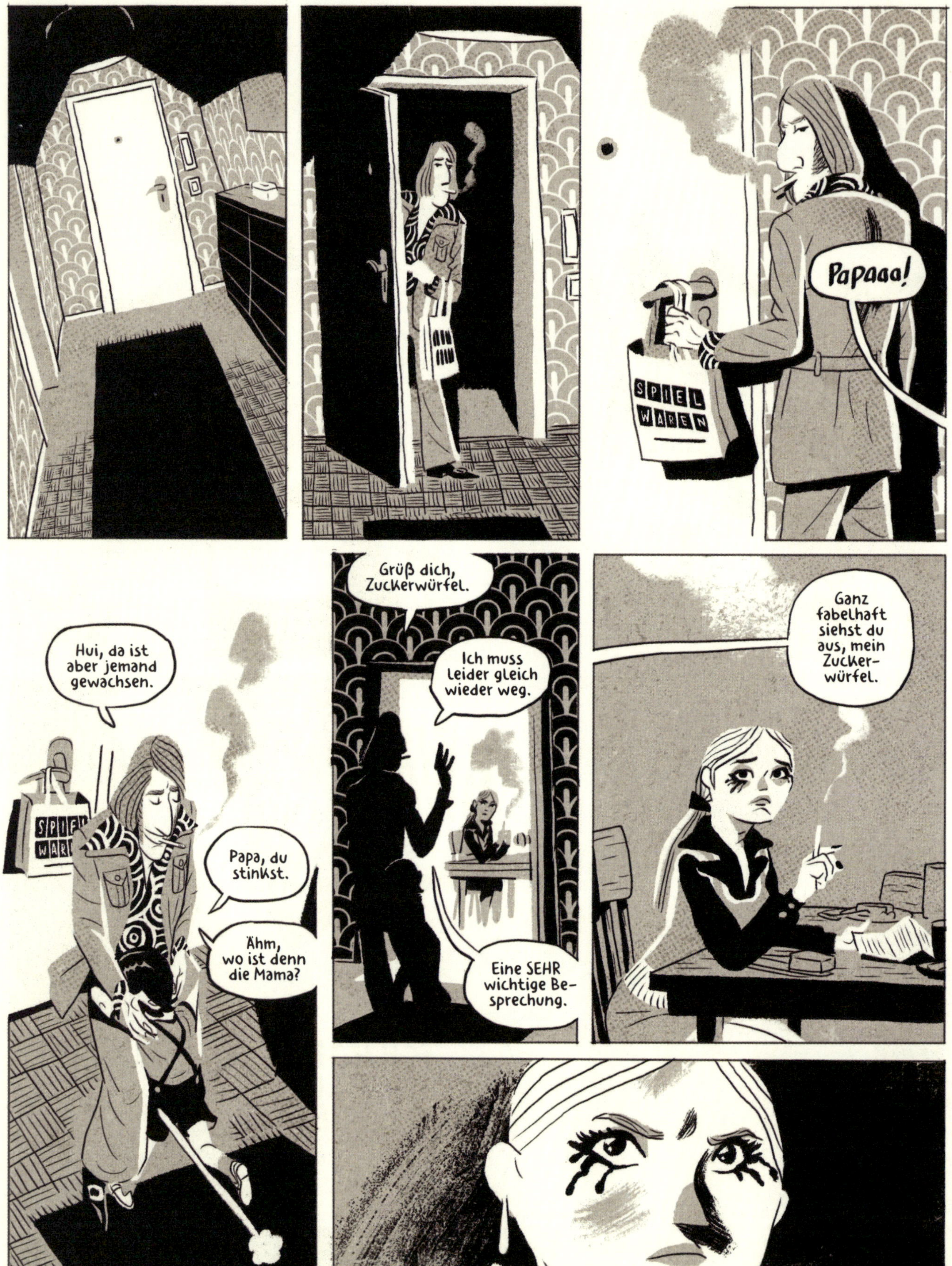
Papaaa!
SPIEL WAREN
Hui, da ist aber jemand gewachsen.
Papa, du stinkst.
Ähm, wo ist denn die Mama?
Grüß dich, Zuckerwürfel.
Ich muss leider gleich wieder weg.
Eine SEHR wichtige Besprechung.
Ganz fabelhaft siehst du aus, mein Zuckerwürfel.

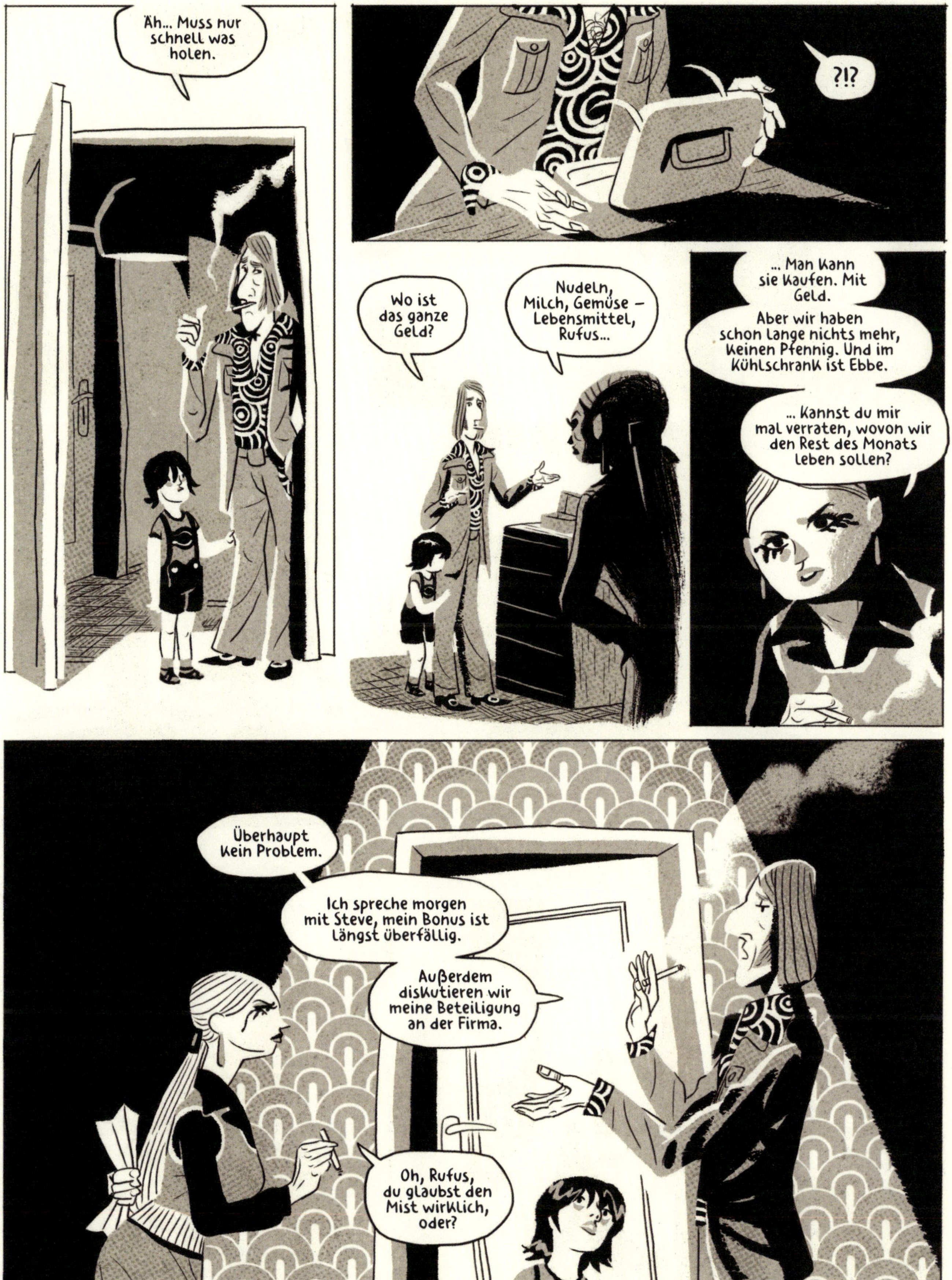
Äh... Muss nur schnell was holen.
?!?
Wo ist das ganze Geld?
Nudeln, Milch, Gemüse – Lebensmittel, Rufus...
... Man kann sie kaufen. Mit Geld.
Aber wir haben schon lange nichts mehr, keinen Pfennig. Und im Kühlschrank ist Ebbe.
... Kannst du mir mal verraten, wovon wir den Rest des Monats leben sollen?
Überhaupt kein Problem.
Ich spreche morgen mit Steve, mein Bonus ist längst überfällig.
Außerdem diskutieren wir meine Beteiligung an der Firma.
Oh, Rufus, du glaubst den Mist wirklich, oder?

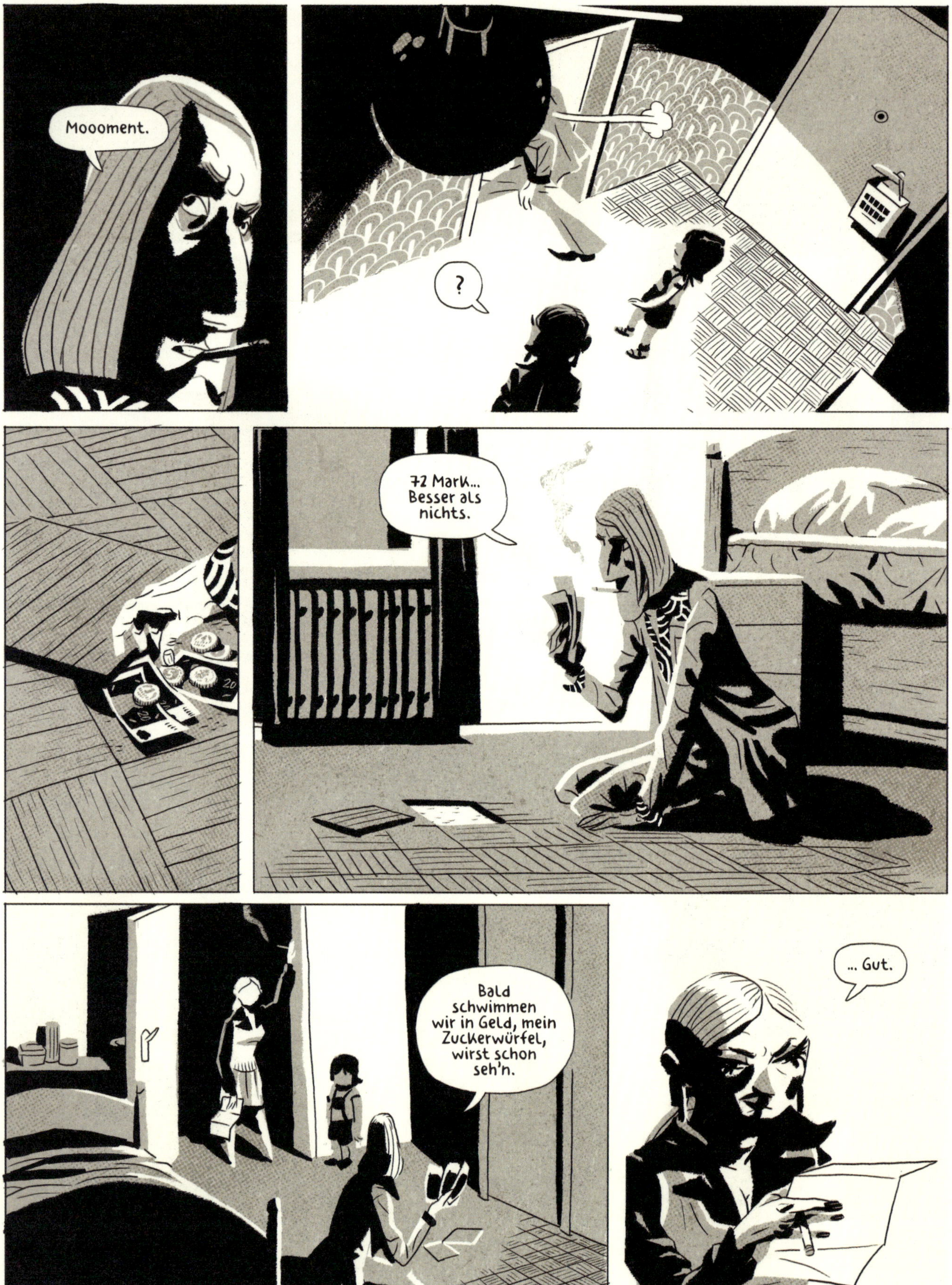
Mooooment.
?
72 Mark... Besser als nichts.
Bald schwimmen wir in Geld, mein Zuckerwürfel, wirst schon seh'n.
... Gut.

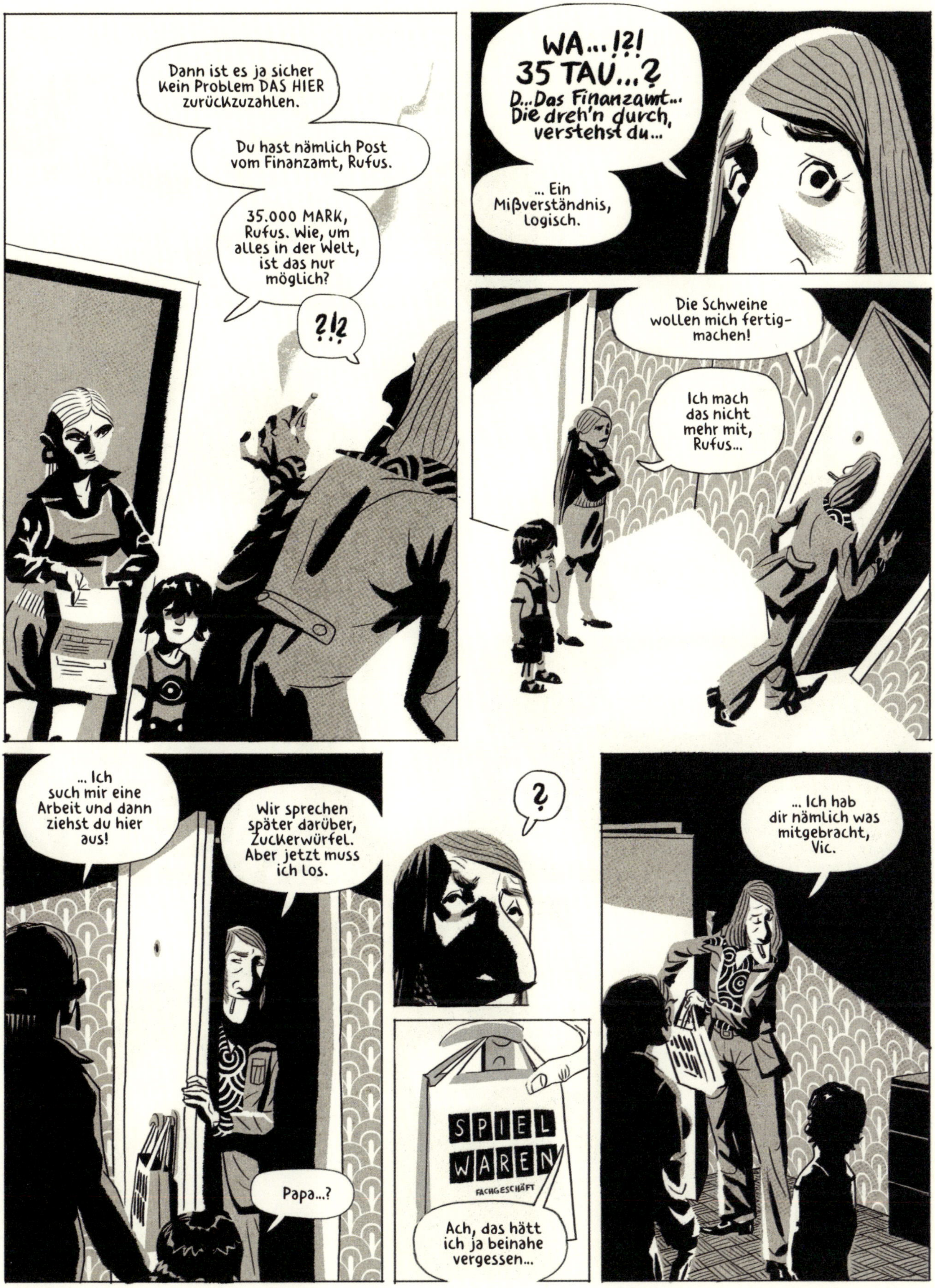

Dann ist es ja sicher kein Problem DAS HIER zurückzuzahlen.
Du hast nämlich Post vom Finanzamt, Rufus.
35.000 MARK, Rufus. Wie, um alles in der Welt, ist das nur möglich?
?!?
WA...!?! 35 TAU...? D...Das Finanzamt... Die dreh'n durch, verstehst du...
... Ein Mißverständnis, logisch.
Die Schweine wollen mich fertigmachen!
Ich mach das nicht mehr mit, Rufus...
... Ich such mir eine Arbeit und dann ziehst du hier aus!
Wir sprechen später darüber, Zuckerwürfel. Aber jetzt muss ich los.
Papa...?
?
SPIEL WAREN
FACHGESCHÄFT
Ach, das hätt ich ja beinahe vergessen...
... Ich hab dir nämlich was mitgebracht, Vic.

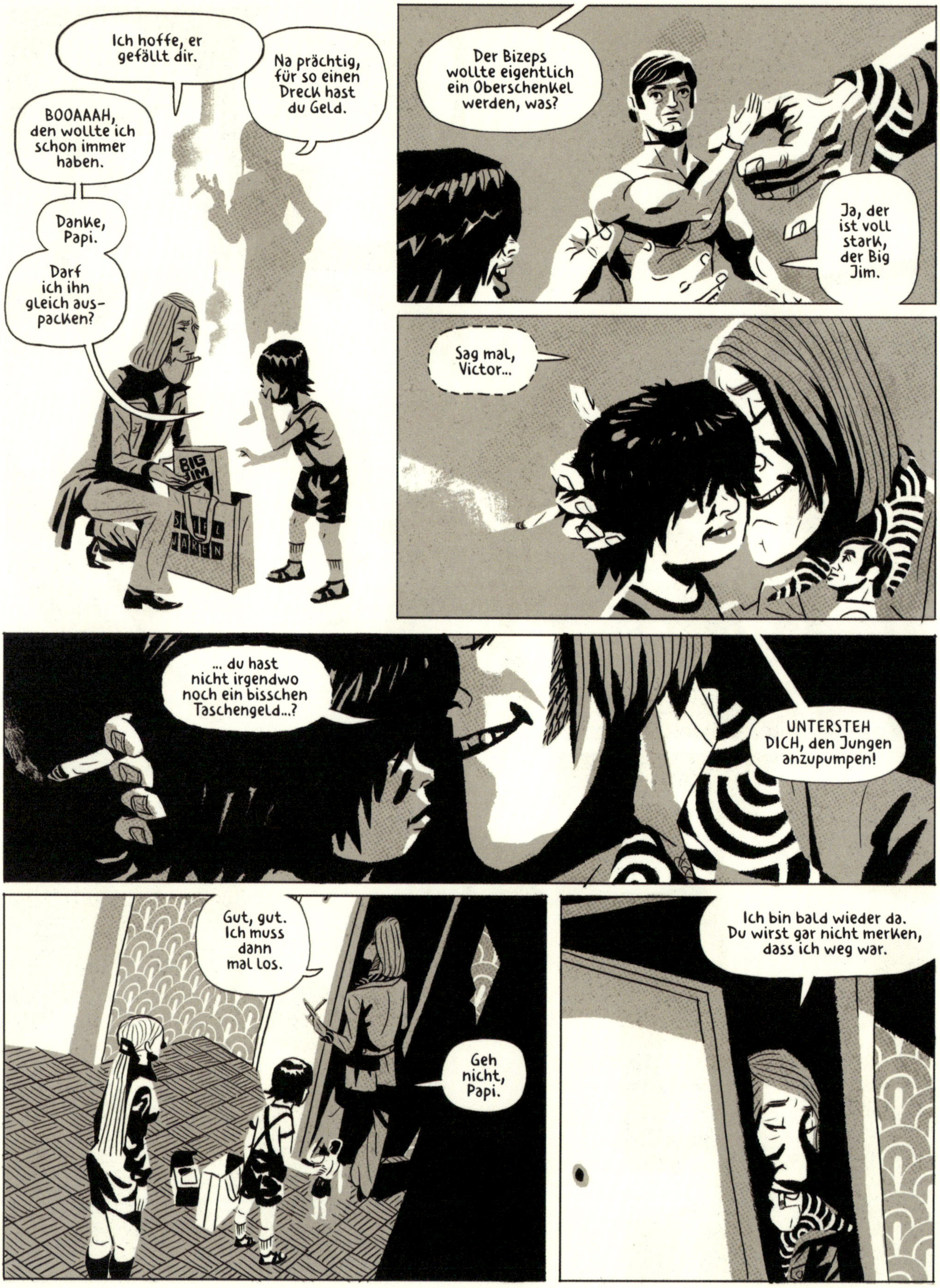
Ich hoffe, er gefällt dir.
Na prächtig, für so einen Dreck hast du Geld.
BOOAAAH, den wollte ich schon immer haben.
Danke, Papi.
Darf ich ihn gleich auspacken?
BIG JIM
Der Bizeps wollte eigentlich ein Oberschenkel werden, was?
Ja, der ist voll stark, der Big Jim.
Sag mal, Victor...
... du hast nicht irgendwo noch ein bisschen Taschengeld...?
UNTERSTEH DICH, den Jungen anzupumpen!
Gut, gut. Ich muss dann mal los.
Geh nicht, Papi.
Ich bin bald wieder da. Du wirst gar nicht merken, dass ich weg war.

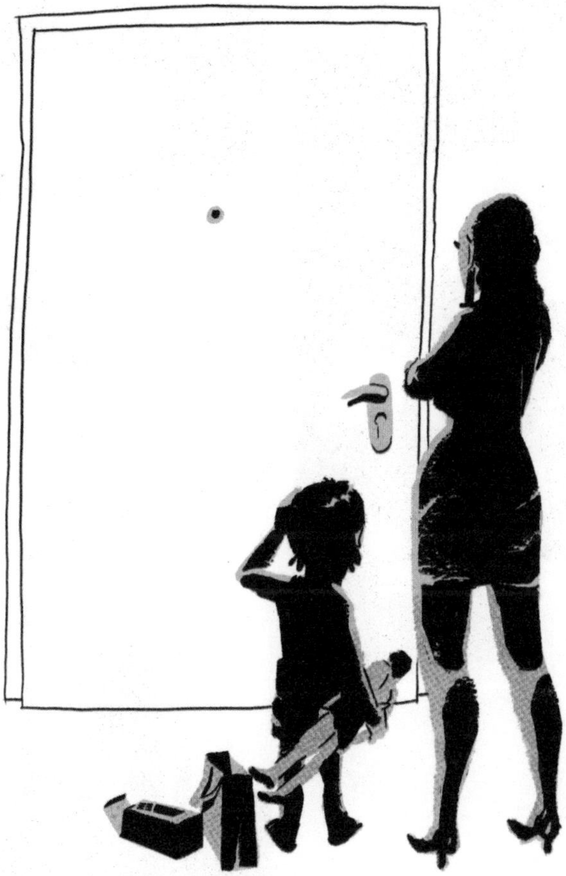

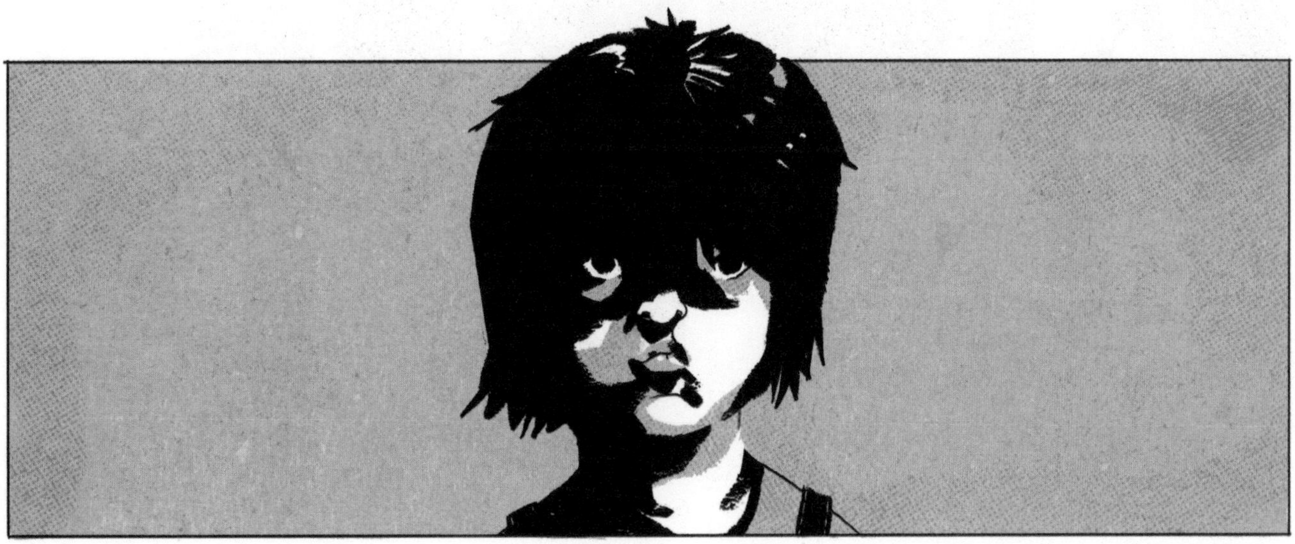

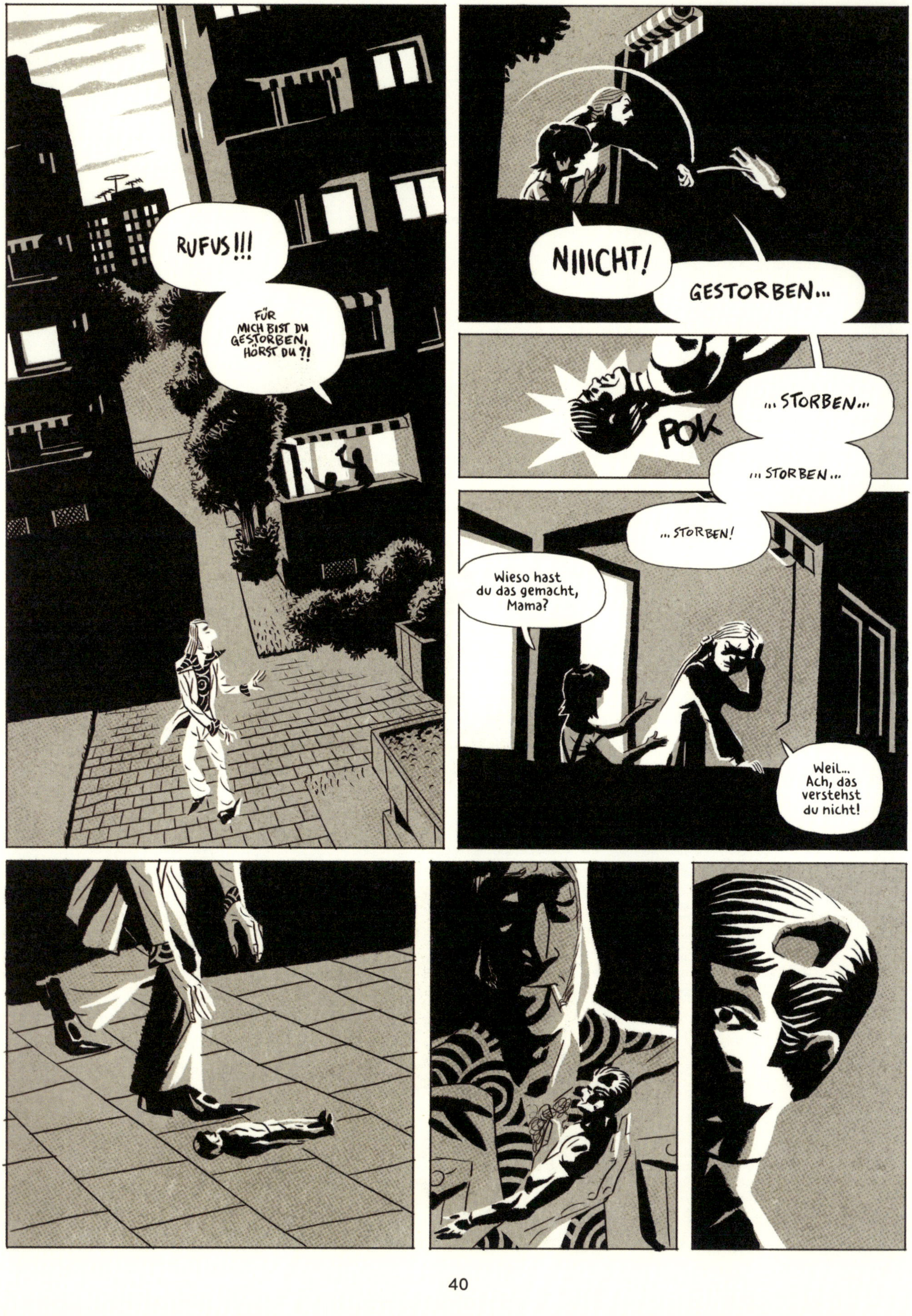
RUFUS!!!
FÜR MICH BIST DU GESTORBEN, HÖRST DU?!
NIIICHT!
GESTORBEN...
...STORBEN...
POK
...STORBEN...
...STORBEN!
Wieso hast du das gemacht, Mama?
Weil... Ach, das verstehst du nicht!

KAPITEL 3

FEIERABEND

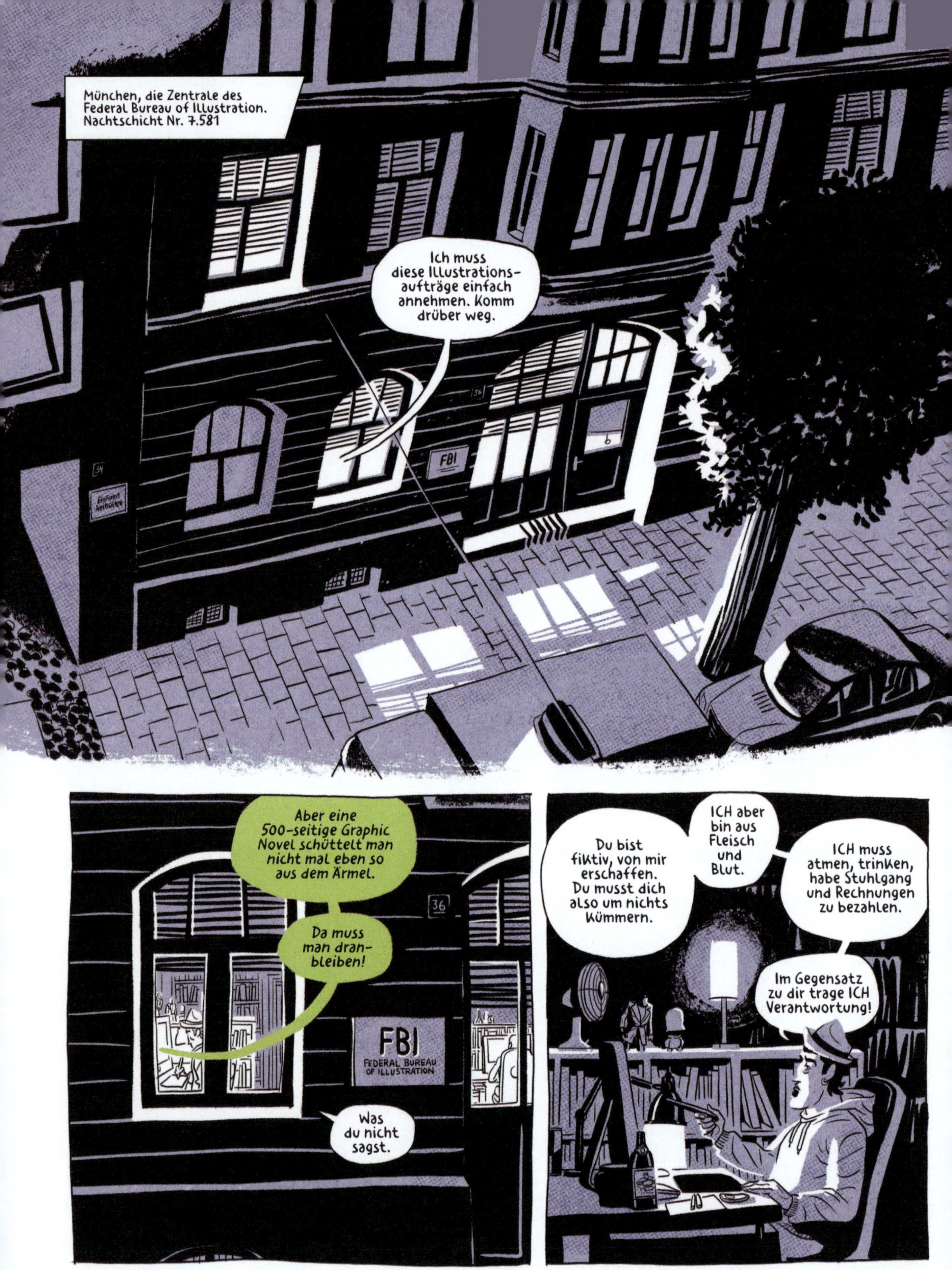
München, die Zentrale des Federal Bureau of Illustration. Nachtschicht Nr. 7.581
Ich muss diese Illustrationsaufträge einfach annehmen. Komm drüber weg.
FBI
Aber eine 500-seitige Graphic Novel schüttelt man nicht mal eben so aus dem Ärmel.
Da muss man dranbleiben!
FBI FEDERAL BUREAU OF ILLUSTRATION
Was du nicht sagst.
Du bist fiktiv, von mir erschaffen. Du musst dich also um nichts kümmern.
ICH aber bin aus Fleisch und Blut.
ICH muss atmen, trinken, habe Stuhlgang und Rechnungen zu bezahlen.
Im Gegensatz zu dir trage ICH Verantwortung!

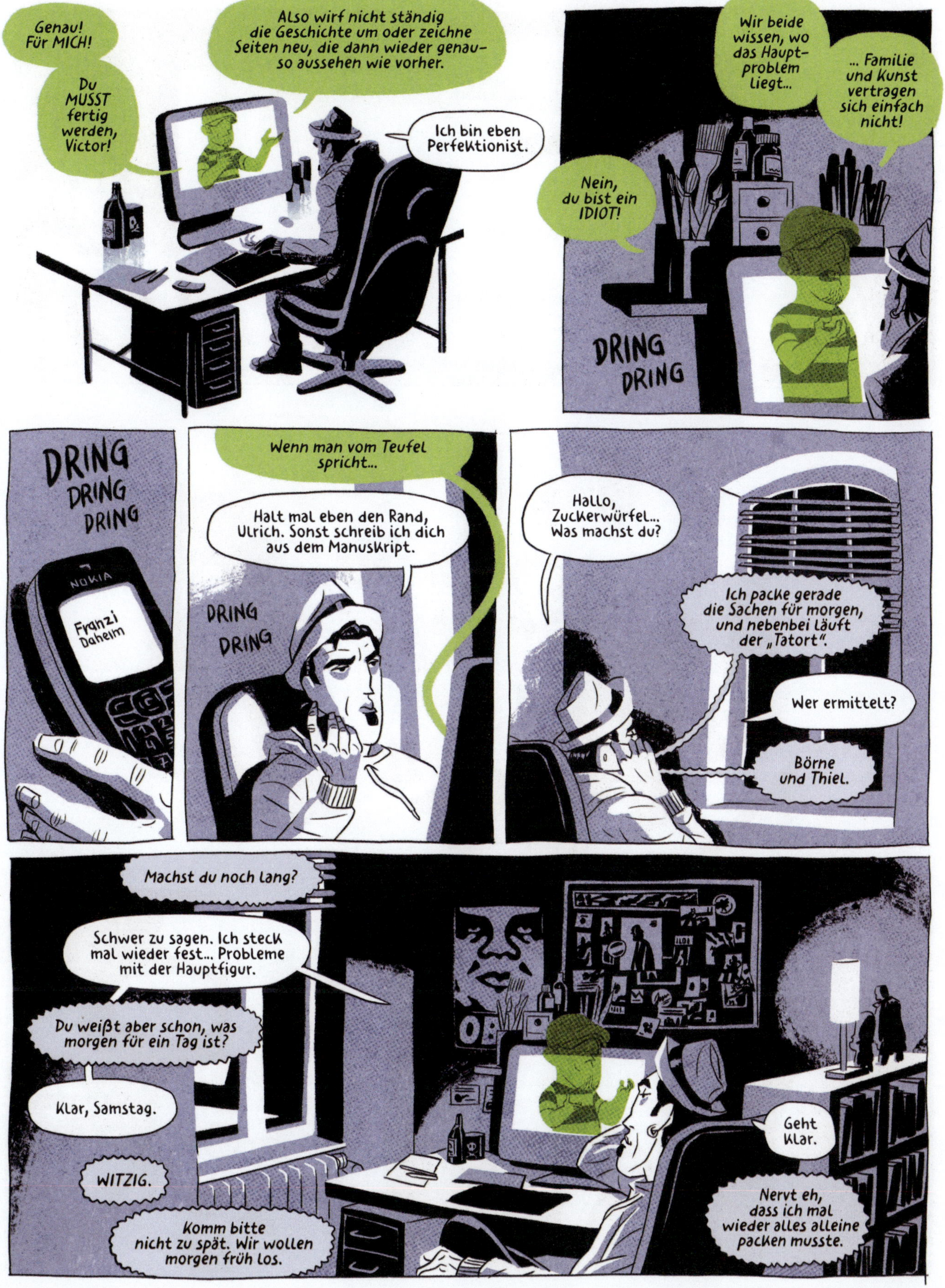
Genau! Für MICH!
Du MUSST fertig werden, Victor!
Also wirf nicht ständig die Geschichte um oder zeichne Seiten neu, die dann wieder genauso aussehen wie vorher.
Ich bin eben Perfektionist.
Wir beide wissen, wo das Hauptproblem liegt...
... Familie und Kunst vertragen sich einfach nicht!
Nein, du bist ein IDIOT!
DRING DRING
DRING DRING DRING
NOKIA
Franzi Daheim
Wenn man vom Teufel spricht...
Halt mal eben den Rand, Ulrich. Sonst schreib ich dich aus dem Manuskript.
DRING DRING
Hallo, Zuckerwürfel... Was machst du?
Ich packe gerade die Sachen für morgen, und nebenbei läuft der „Tatort".
Wer ermittelt?
Börne und Thiel.
Machst du noch lang?
Schwer zu sagen. Ich steck mal wieder fest... Probleme mit der Hauptfigur.
Du weißt aber schon, was morgen für ein Tag ist?
Klar, Samstag.
WITZIG.
Komm bitte nicht zu spät. Wir wollen morgen früh los.
Geht klar.
Nervt eh, dass ich mal wieder alles alleine packen musste.

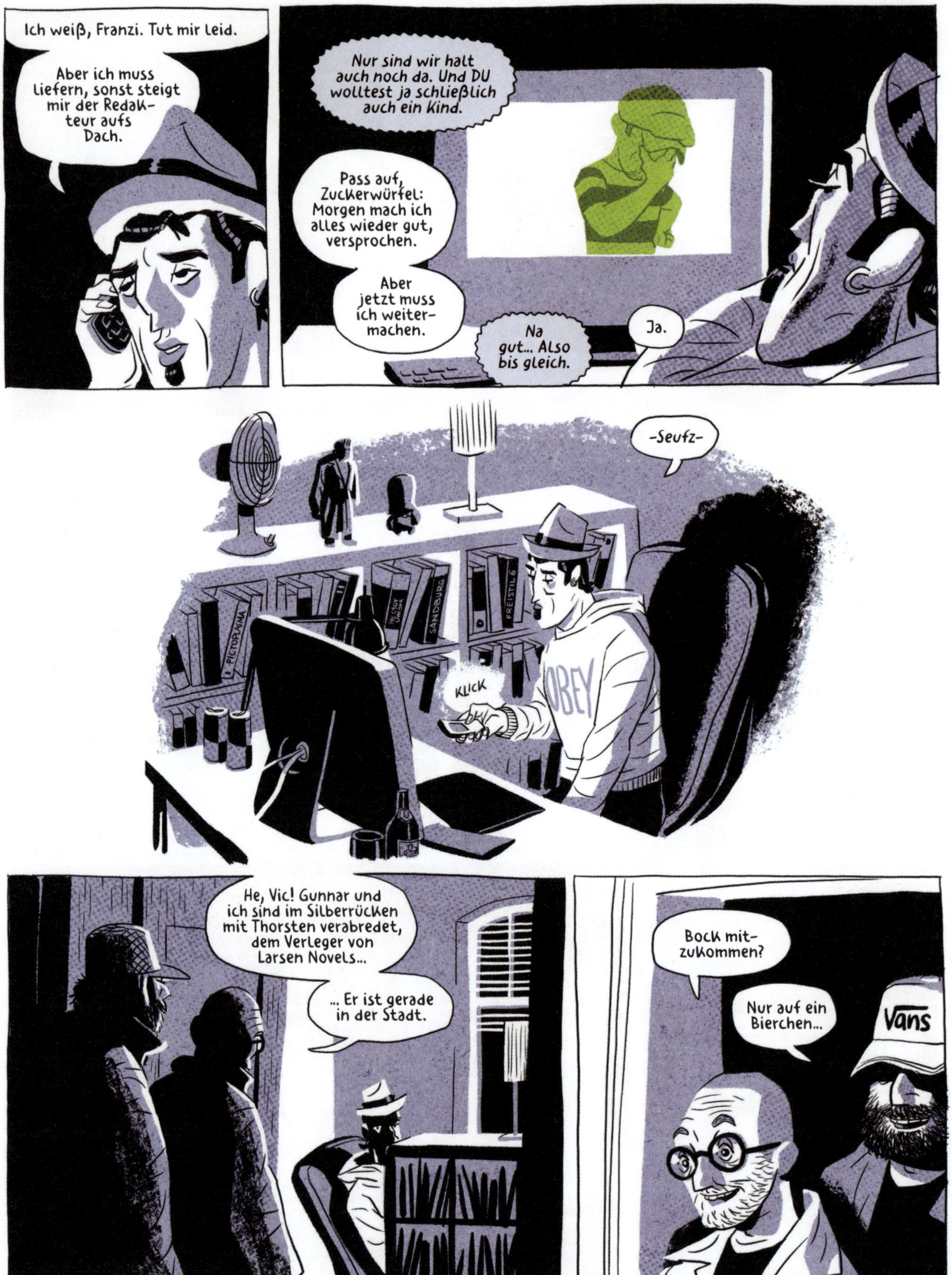
Ich weiß, Franzi. Tut mir Leid.
Aber ich muss liefern, sonst steigt mir der Redakteur aufs Dach.
Nur sind wir halt auch noch da. Und DU wolltest ja schließlich auch ein Kind.
Pass auf, Zuckerwürfel: Morgen mach ich alles wieder gut, versprochen.
Aber jetzt muss ich weitermachen.
Na gut... Also bis gleich.
Ja.
-Seufz-
PICTOPLASMA
HECTOR UMBRA
SANDBURG
FREISTIL 6
KLICK
OBEY
He, Vic! Gunnar und ich sind im Silberrücken mit Thorsten verabredet, dem Verleger von Larsen Novels...
... Er ist gerade in der Stadt.
Bock mitzukommen?
Nur auf ein Bierchen...
Vans

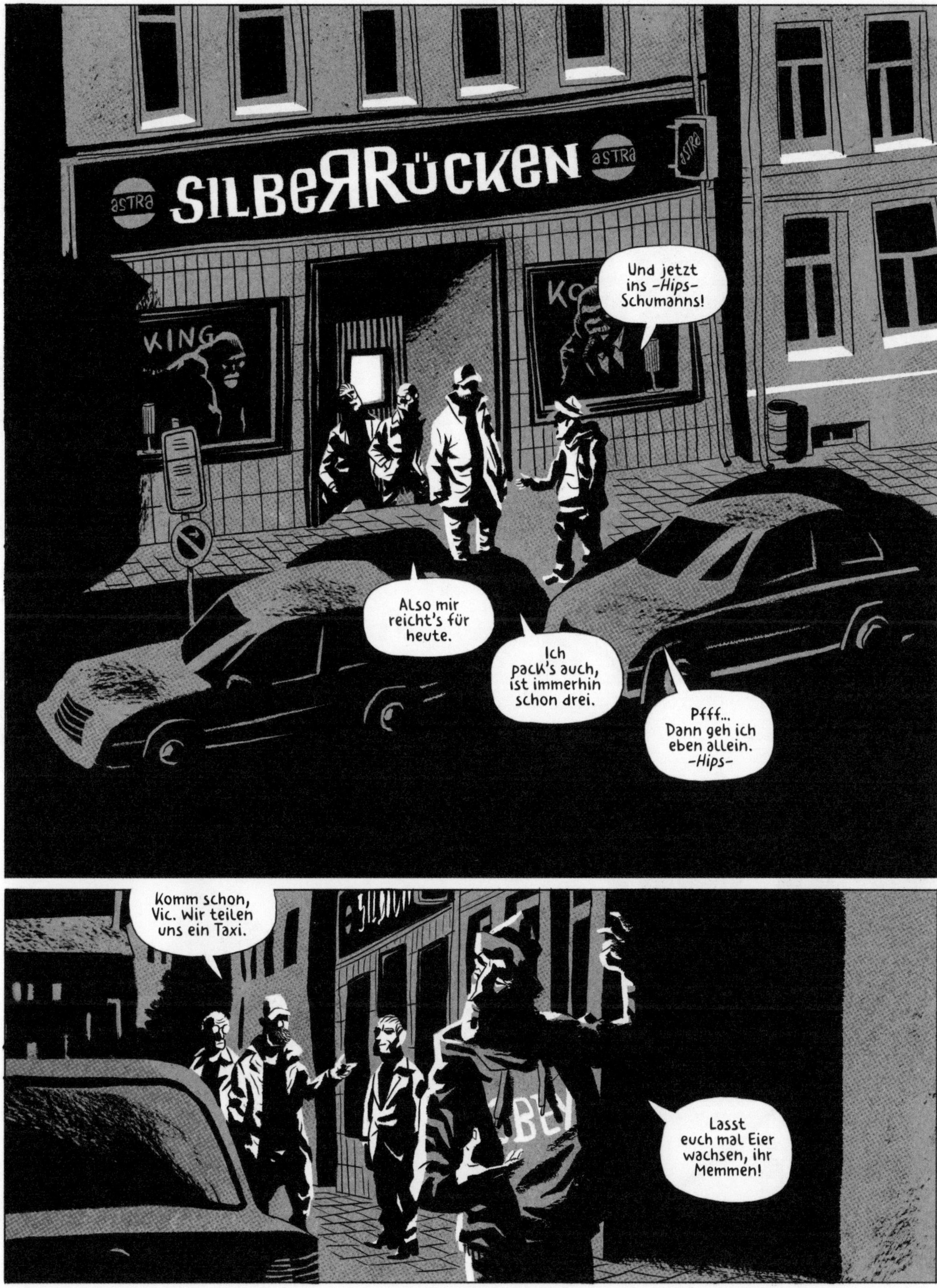
SILBERRÜCKEN
astra
KING
Und jetzt ins -Hips- Schumanns!
Also mir reicht's für heute.
Ich pack's auch, ist immerhin schon drei.
Pfff... Dann geh ich eben allein. -Hips-
Komm schon, Vic. Wir teilen uns ein Taxi.
Lasst euch mal Eier wachsen, ihr Memmen!

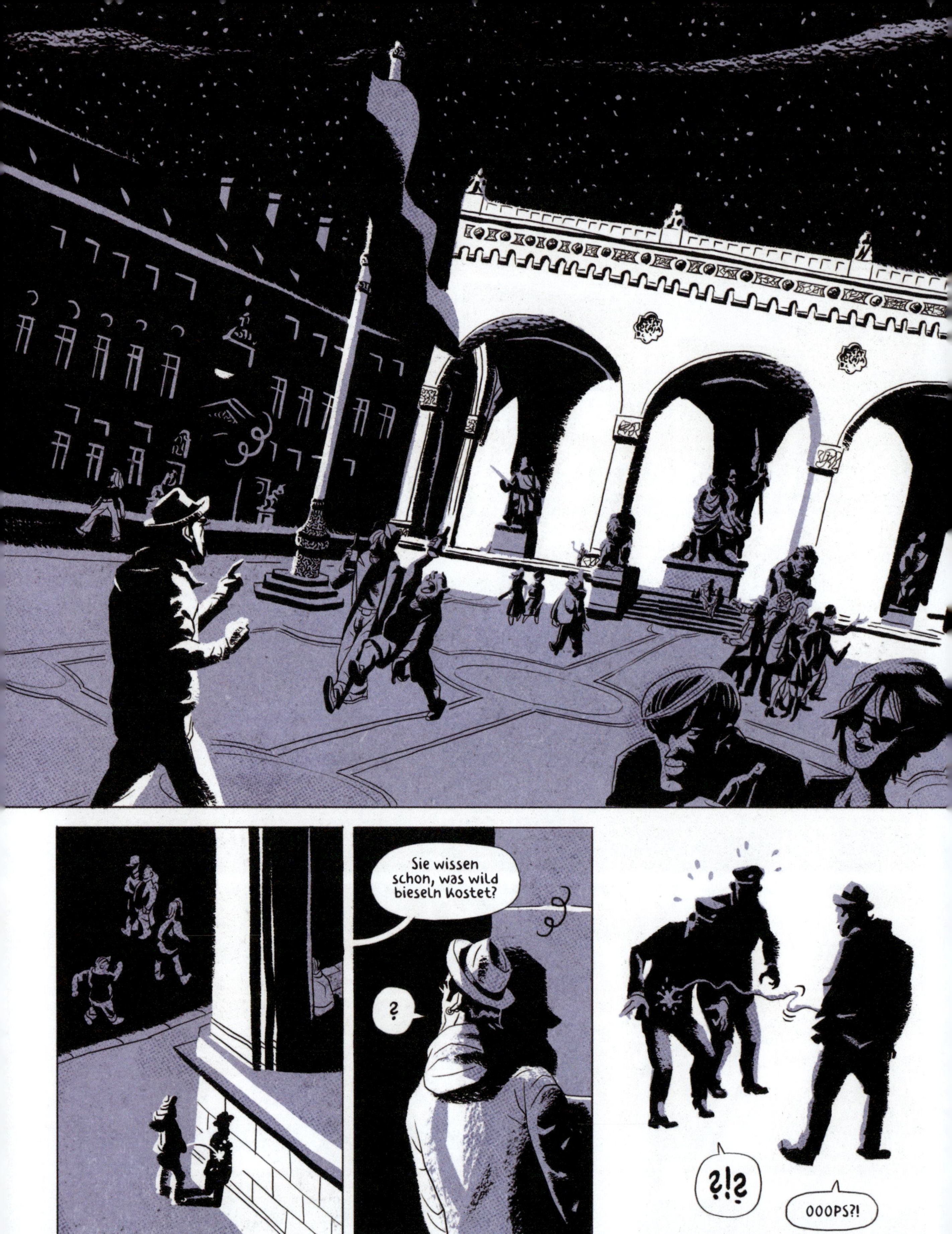
Sie wissen schon, was wild bieseln kostet?
?
?!?
OOOPS?!

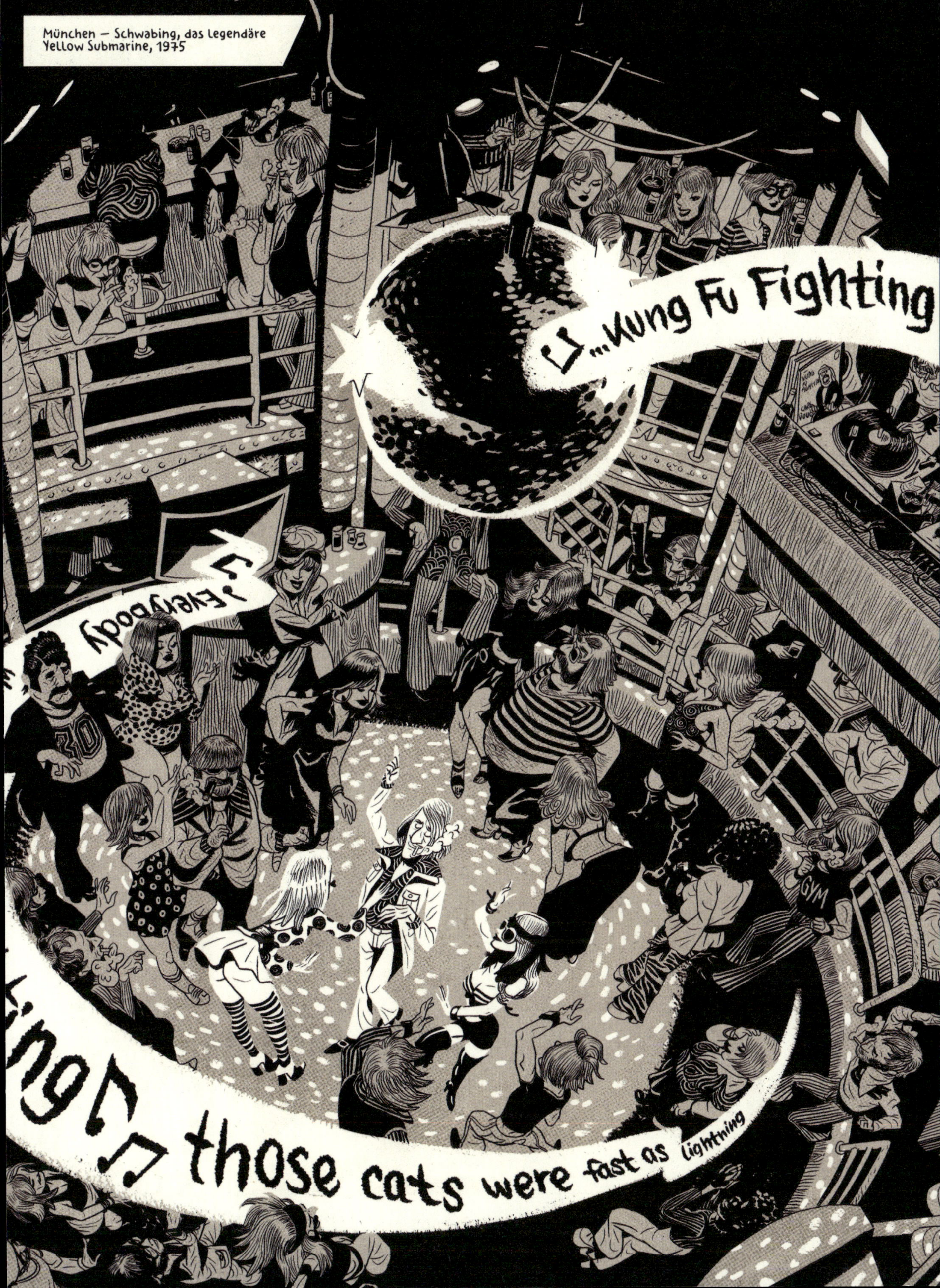
München – Schwabing, das legendäre
Yellow Submarine, 1975
♫ ...Kung Fu Fighting
♫ Everybody
ting ♫ those cats were fast as lightning

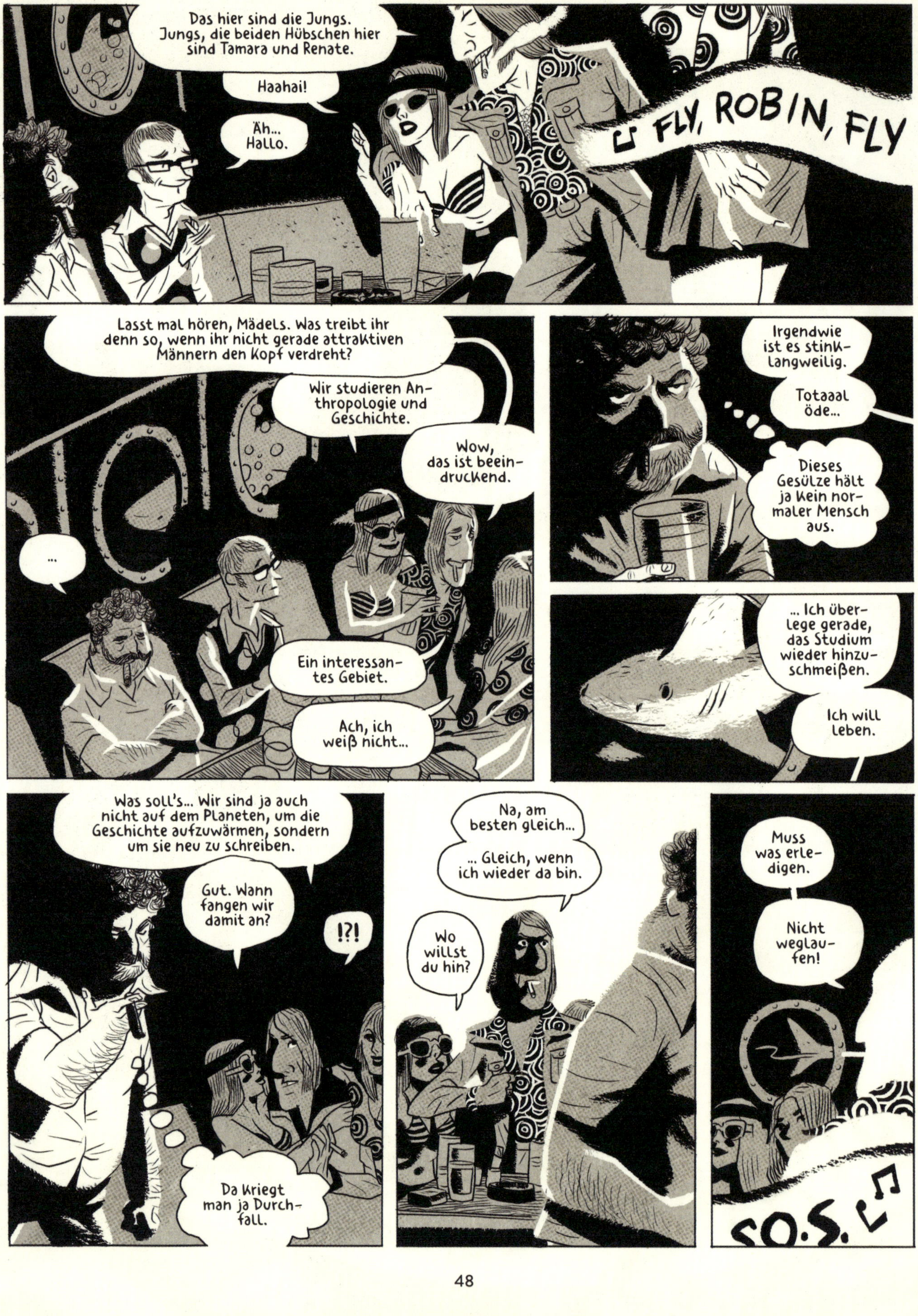

Das hier sind die Jungs. Jungs, die beiden Hübschen hier sind Tamara und Renate.
Haahai!
Äh... Hallo.
FLY, ROBIN, FLY
Lasst mal hören, Mädels. Was treibt ihr denn so, wenn ihr nicht gerade attraktiven Männern den Kopf verdreht?
Wir studieren Anthropologie und Geschichte.
Wow, das ist beeindruckend.
...
Ein interessantes Gebiet.
Ach, ich weiß nicht...
Irgendwie ist es stinklangweilig.
Totaaal öde...
Dieses Gesülze hält ja kein normaler Mensch aus.
... Ich überlege gerade, das Studium wieder hinzuschmeißen.
Ich will leben.
Was soll's... Wir sind ja auch nicht auf dem Planeten, um die Geschichte aufzuwärmen, sondern um sie neu zu schreiben.
Gut. Wann fangen wir damit an?
!?!
Da kriegt man ja Durchfall.
Na, am besten gleich...
... Gleich, wenn ich wieder da bin.
Wo willst du hin?
Muss was erledigen.
Nicht weglaufen!
S.O.S.

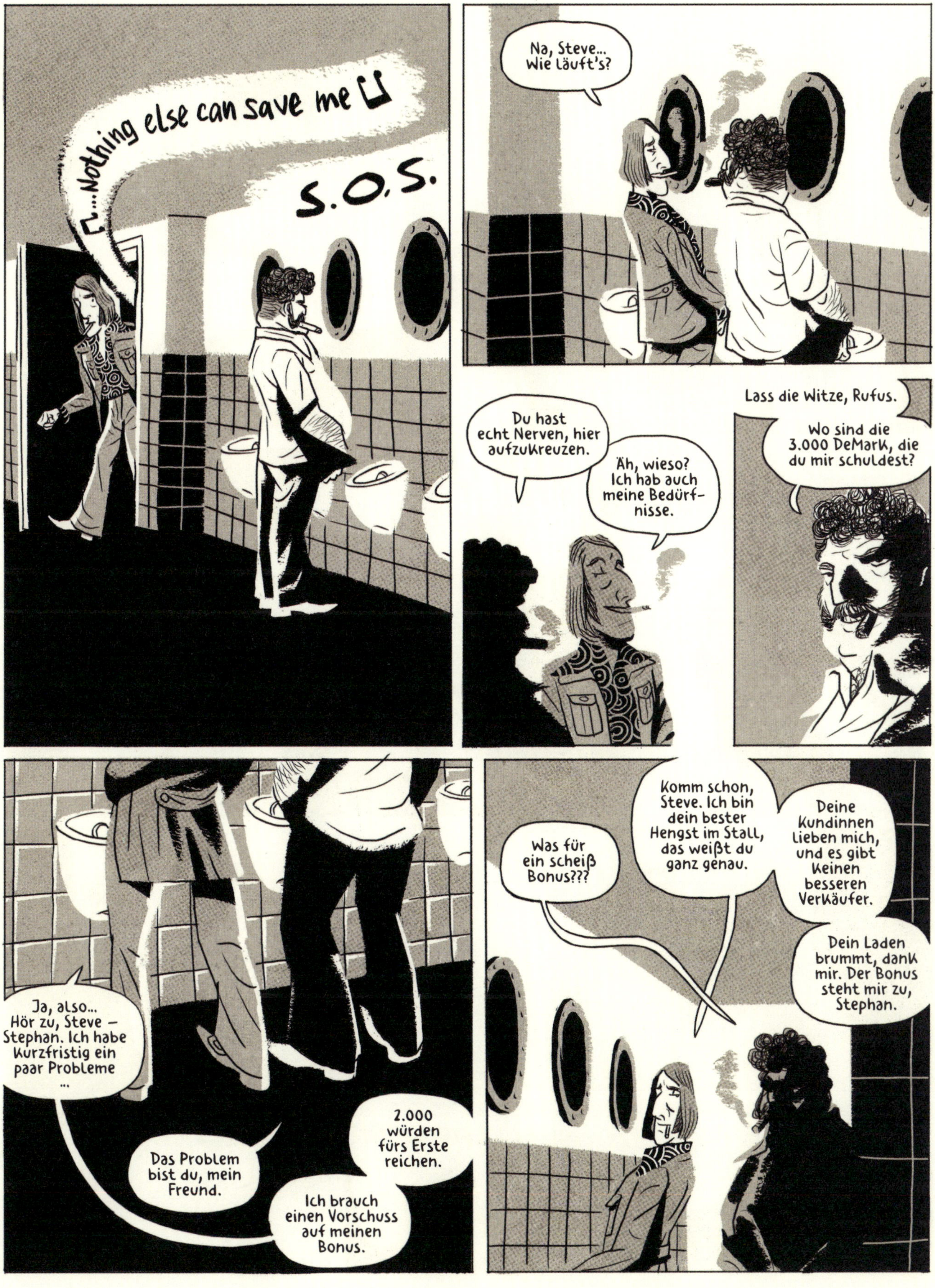
♫ ...Nothing else can save me ♫
S.O.S.
Na, Steve... Wie läuft's?
Du hast echt Nerven, hier aufzukreuzen.
Äh, wieso? Ich hab auch meine Bedürf-nisse.
Lass die Witze, Rufus.
Wo sind die 3.000 DeMark, die du mir schuldest?
Ja, also... Hör zu, Steve – Stephan. Ich habe kurzfristig ein paar Probleme ...
Das Problem bist du, mein Freund.
2.000 würden fürs Erste reichen.
Ich brauch einen Vorschuss auf meinen Bonus.
Was für ein scheiß Bonus???
Komm schon, Steve. Ich bin dein bester Hengst im Stall, das weißt du ganz genau.
Deine Kundinnen lieben mich, und es gibt keinen besseren Verkäufer.
Dein Laden brummt, dank mir. Der Bonus steht mir zu, Stephan.

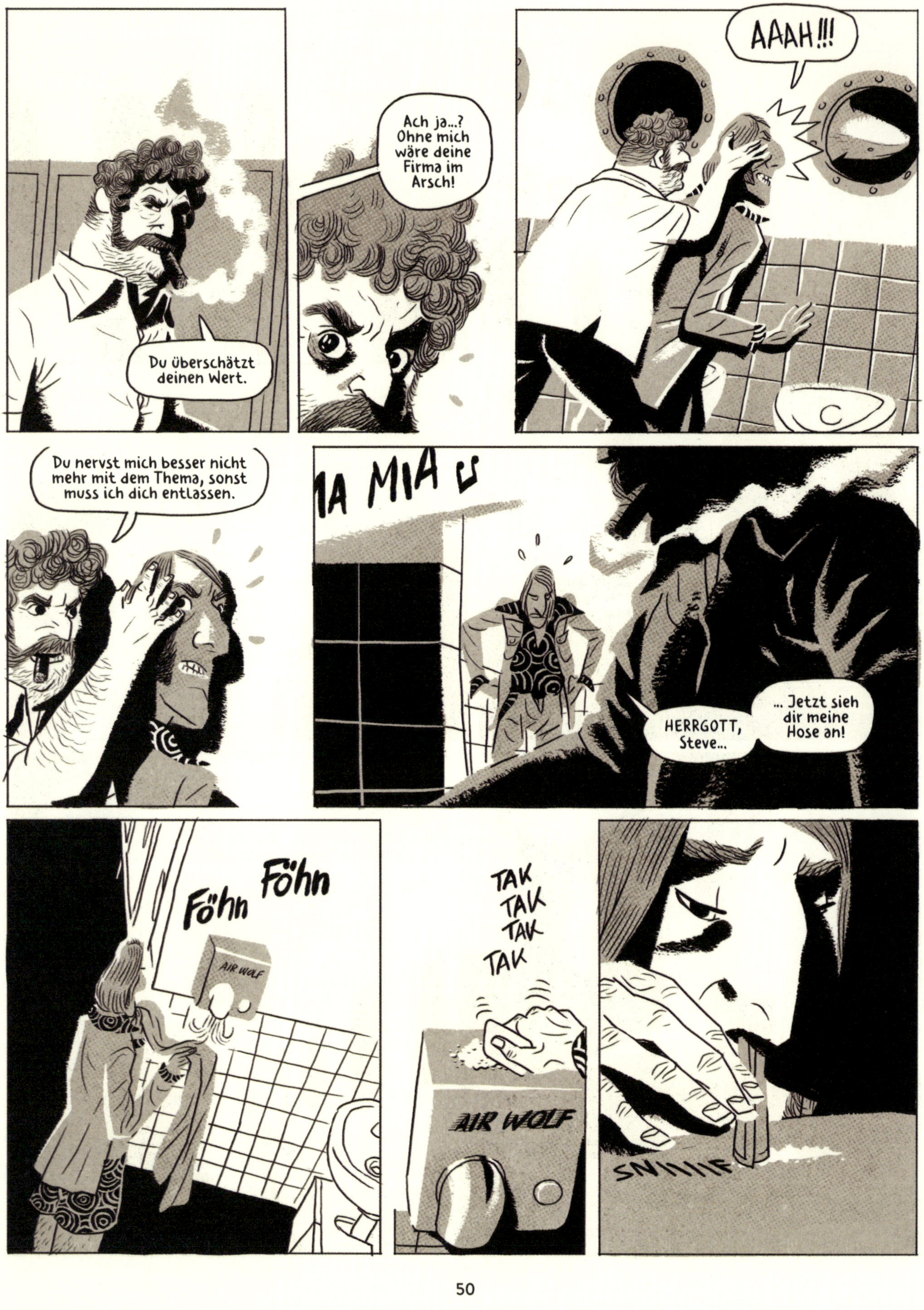
Du überschätzt deinen Wert.
Ach ja...? Ohne mich wäre deine Firma im Arsch!
AAAH!!!
Du nervst mich besser nicht mehr mit dem Thema, sonst muss ich dich entlassen.
MA MIA
HERRGOTT, Steve...
... Jetzt sieh dir meine Hose an!
Föhn
Föhn
AIR WOLF
TAK
TAK
TAK
TAK
AIR WOLF
SNIIIIF

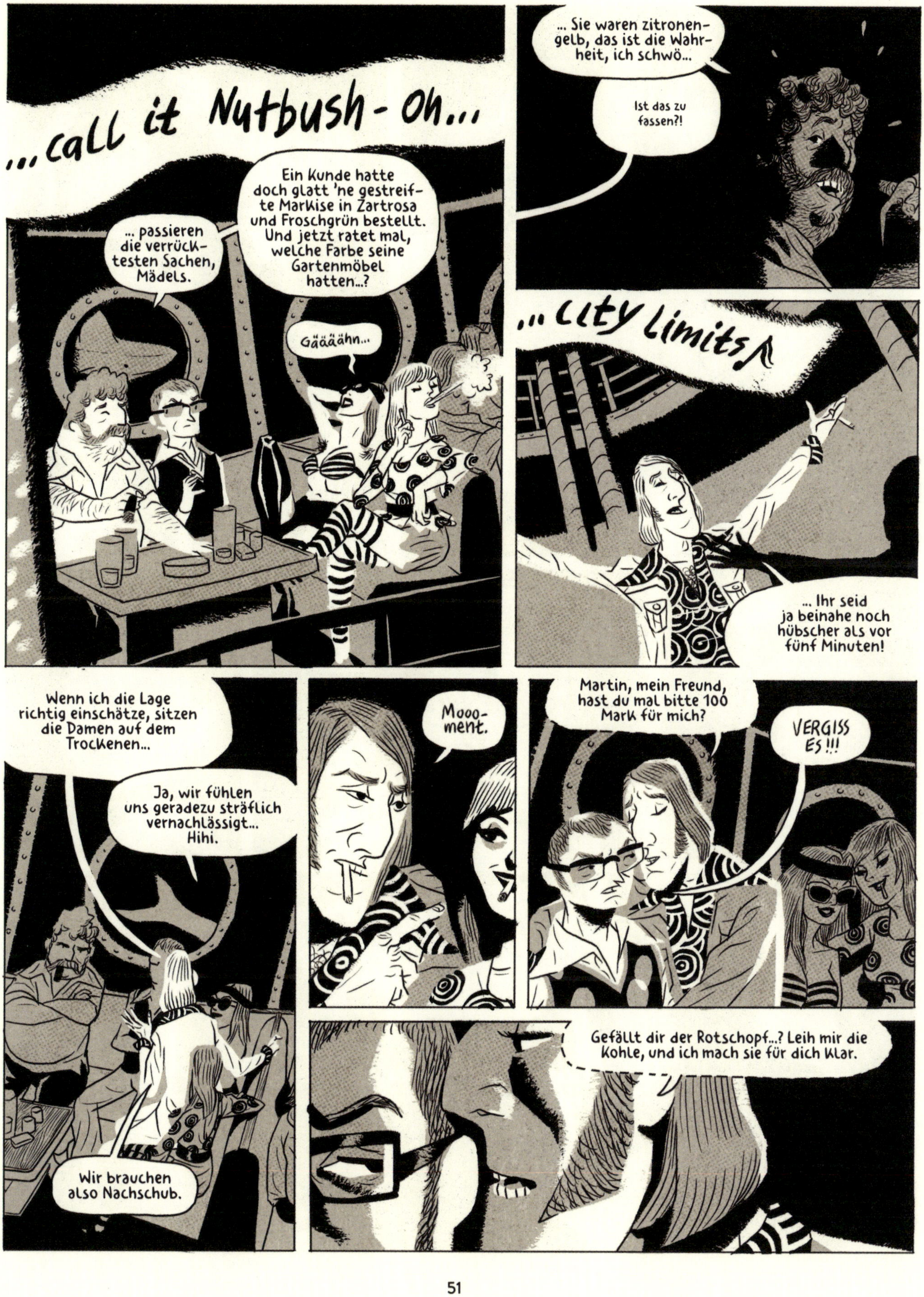
... call it Nutbush - Oh...
... passieren die verrückttesten Sachen, Mädels.
Ein Kunde hatte doch glatt 'ne gestreifte Markise in Zartrosa und Froschgrün bestellt. Und jetzt ratet mal, welche Farbe seine Gartenmöbel hatten...?
Gäääähn...
... Sie waren zitronengelb, das ist die Wahrheit, ich schwö...
Ist das zu fassen?!
... city limits
... Ihr seid ja beinahe noch hübscher als vor fünf Minuten!
Wenn ich die Lage richtig einschätze, sitzen die Damen auf dem Trockenen...
Ja, wir fühlen uns geradezu sträflich vernachlässigt... Hihi.
Wir brauchen also Nachschub.
Moooment.
Martin, mein Freund, hast du mal bitte 100 Mark für mich?
VERGISS ES!!!
Gefällt dir der Rotschopf...? Leih mir die Kohle, und ich mach sie für dich klar.

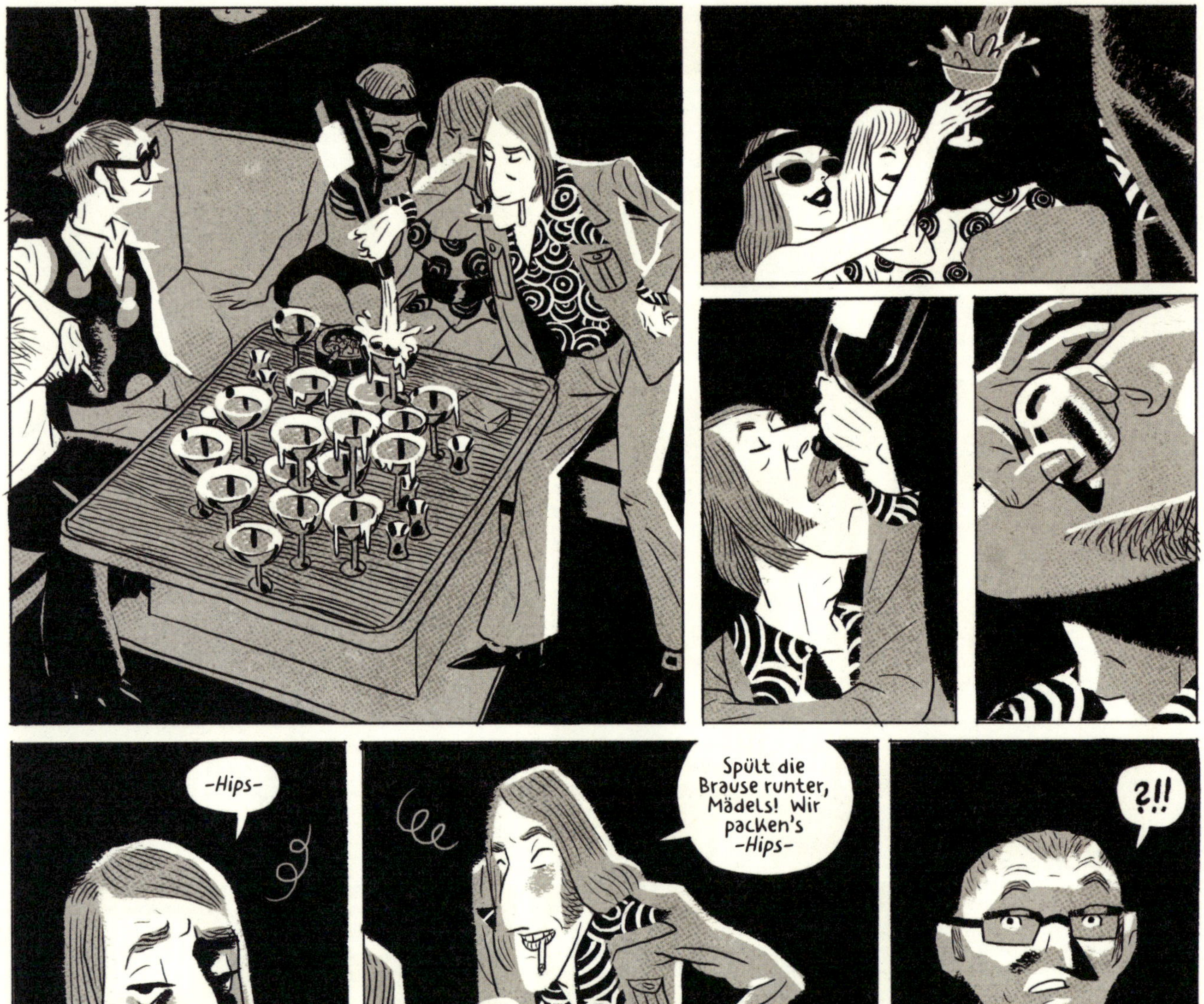
-Hips-
Spült die Brause runter, Mädels! Wir packen's -Hips-
?!!
He, Rufus!

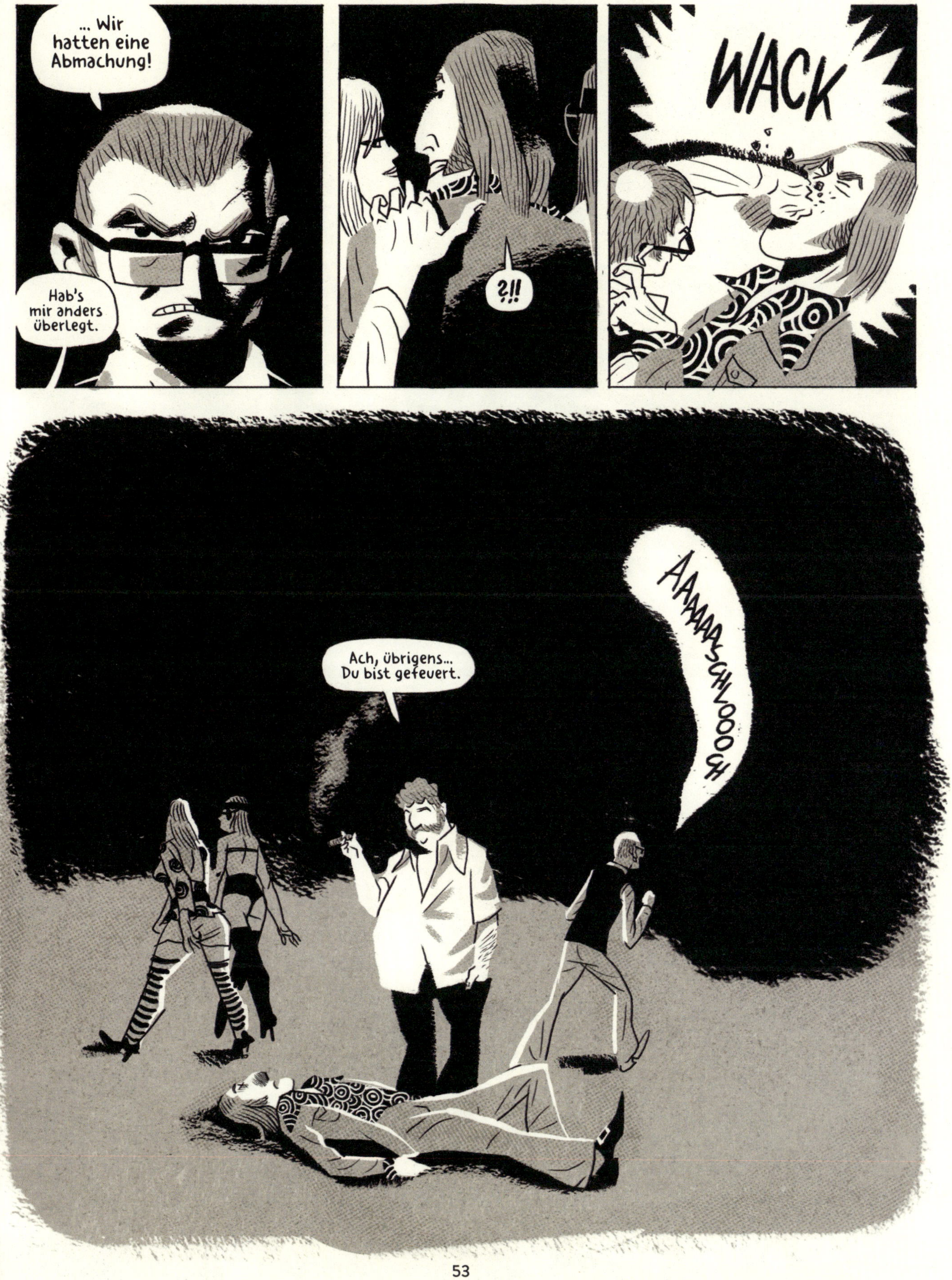
... Wir hatten eine Abmachung!
Hab's mir anders überlegt.
?!!
WACK
Ach, übrigens... Du bist gefeuert.
AAAAAASCHLOOOCH

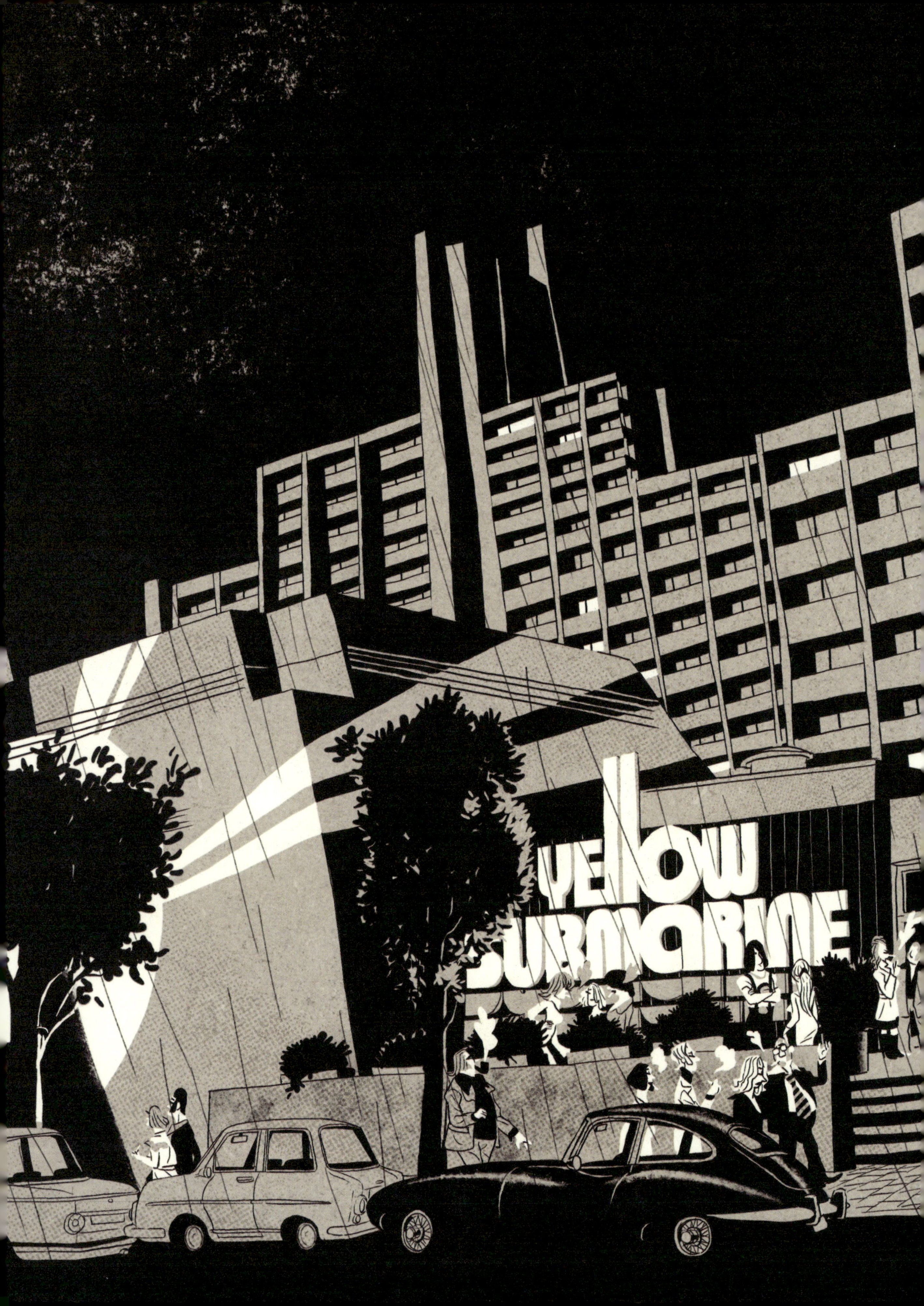
yellow
submarine

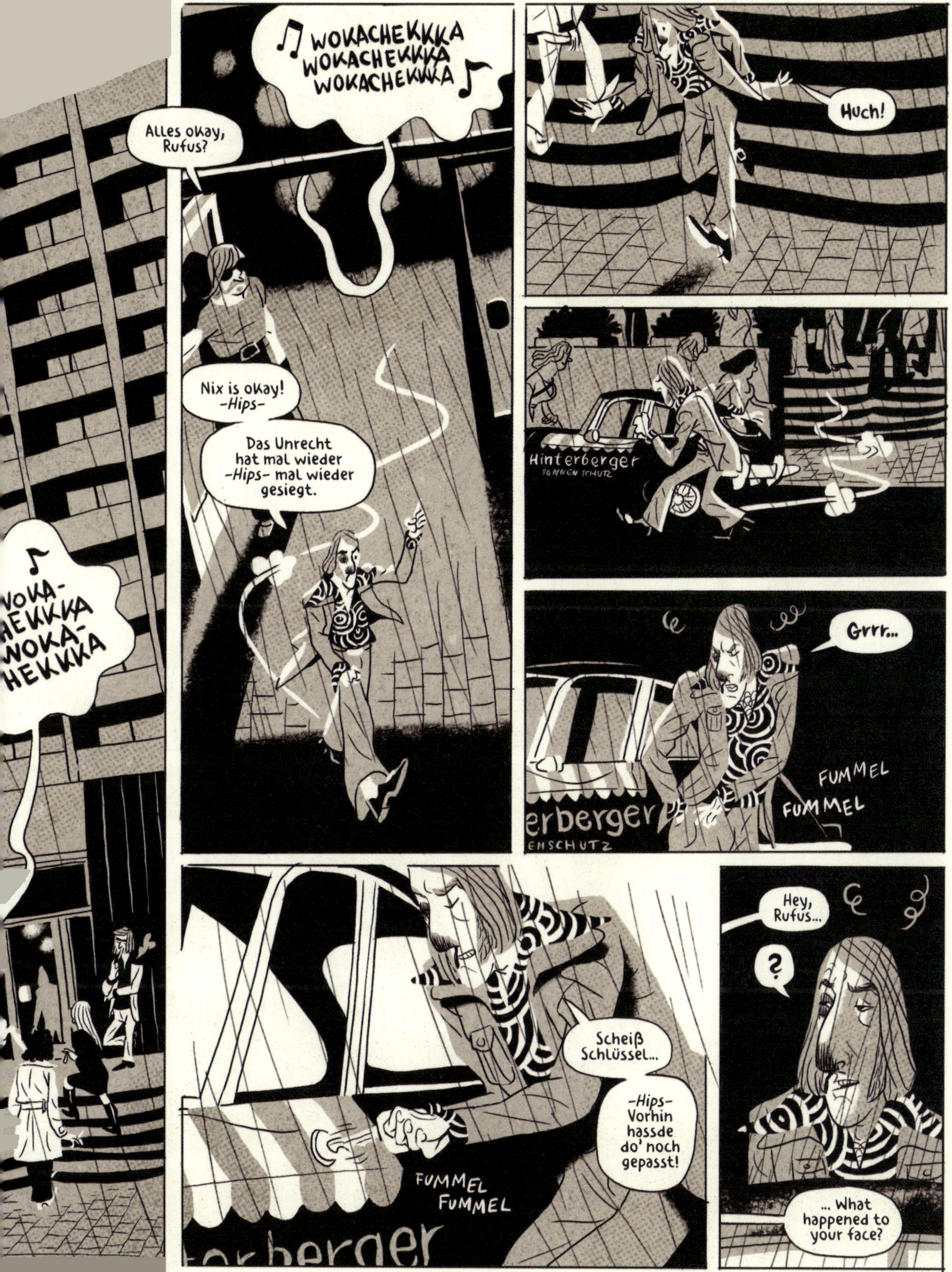
WOKAHEKKKA WOKAHEKKKA
WOKACHEKKKA WOKACHEKKKA WOKACHEKKKA
Alles okay, Rufus?
Nix is okay! -Hips-
Das Unrecht hat mal wieder -Hips- mal wieder gesiegt.
Huch!
Hinterberger SONNENSCHUTZ
Grrr...
FUMMEL FUMMEL
erberger ENSCHUTZ
Scheiß Schlüssel...
-Hips- Vorhin hassde do' noch gepasst!
FUMMEL FUMMEL
Hey, Rufus...
?
... What happened to your face?

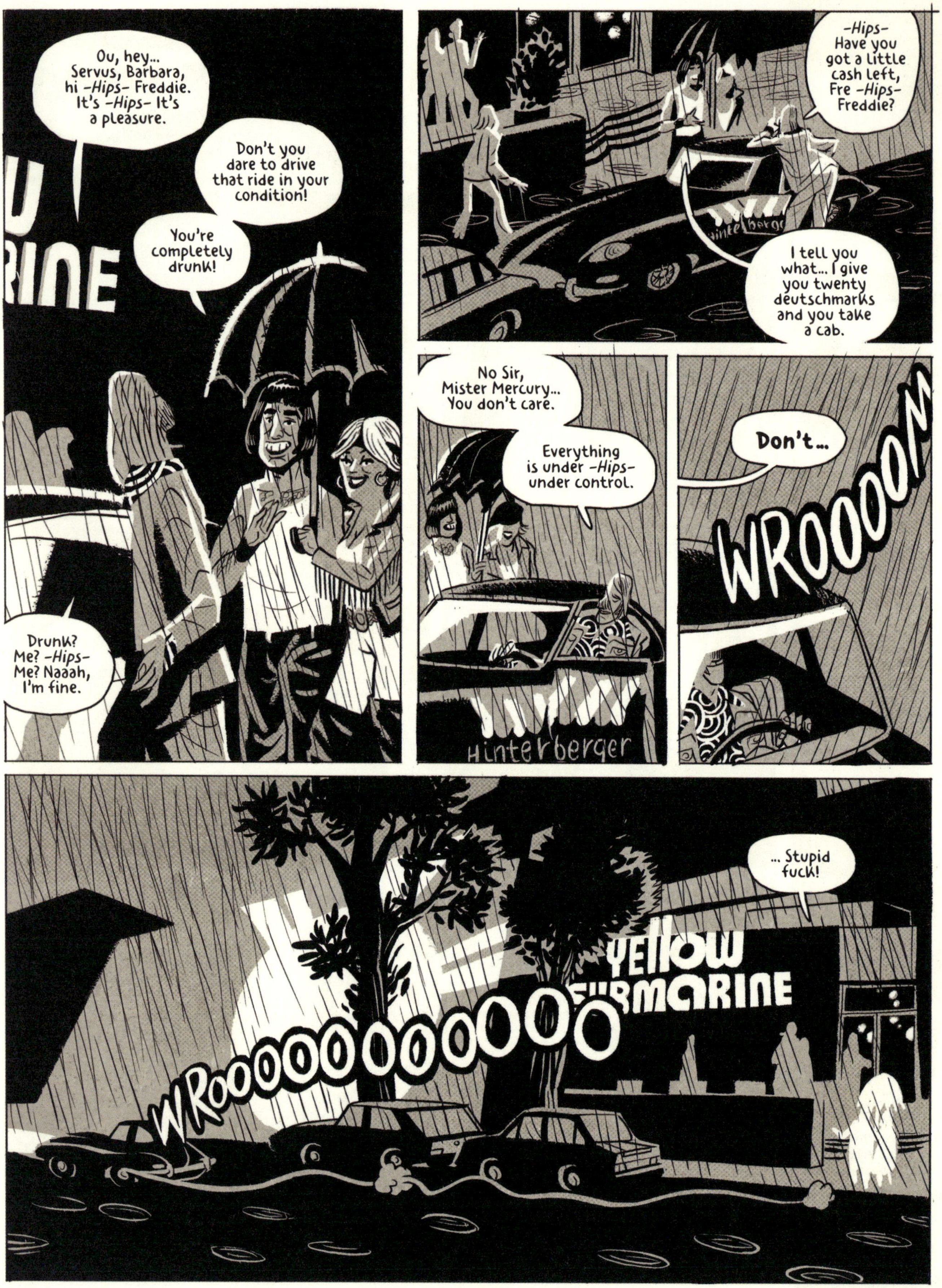
Ou, hey... Servus, Barbara, hi -Hips- Freddie. It's -Hips- It's a pleasure.
Don't you dare to drive that ride in your condition!
You're completely drunk!
Drunk? Me? -Hips- Me? Naaah, I'm fine.
-Hips- Have you got a little cash left, Fre -Hips- Freddie?
I tell you what... I give you twenty deutschmarks and you take a cab.
No Sir, Mister Mercury... You don't care.
Everything is under -Hips- under control.
Hinterberger
Don't...
WROOOOM
WROOOOM
... Stupid fuck!
YELLOW SUBMARINE
WROOOOOOOOOOOO

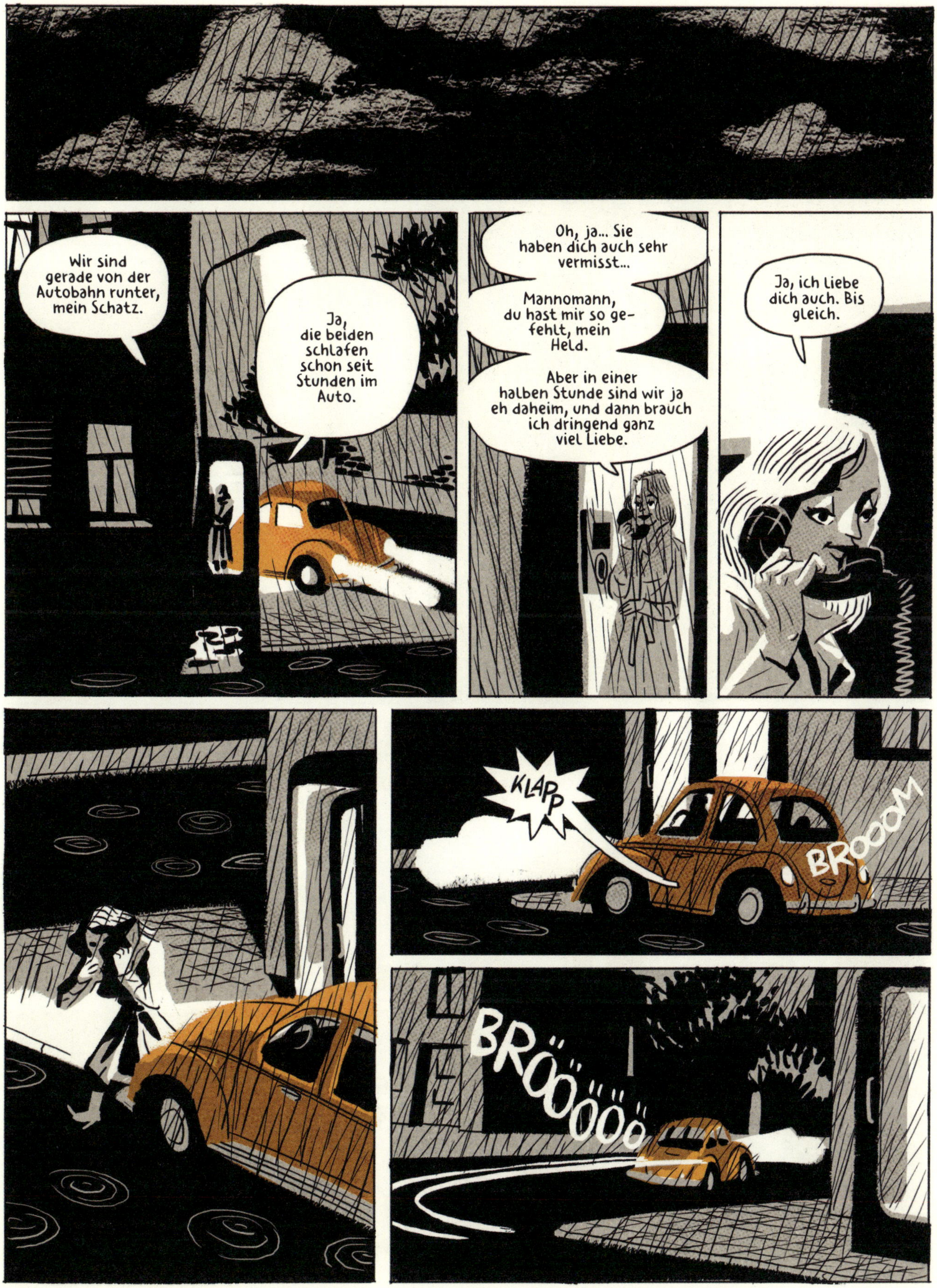
Wir sind gerade von der Autobahn runter, mein Schatz.
Ja, die beiden schlafen schon seit Stunden im Auto.
Oh, ja... Sie haben dich auch sehr vermisst...
Mannomann, du hast mir so gefehlt, mein Held.
Aber in einer halben Stunde sind wir ja eh daheim, und dann brauch ich dringend ganz viel Liebe.
Ja, ich liebe dich auch. Bis gleich.
KLAPP
BROOOM
BRÖÖÖÖÖ

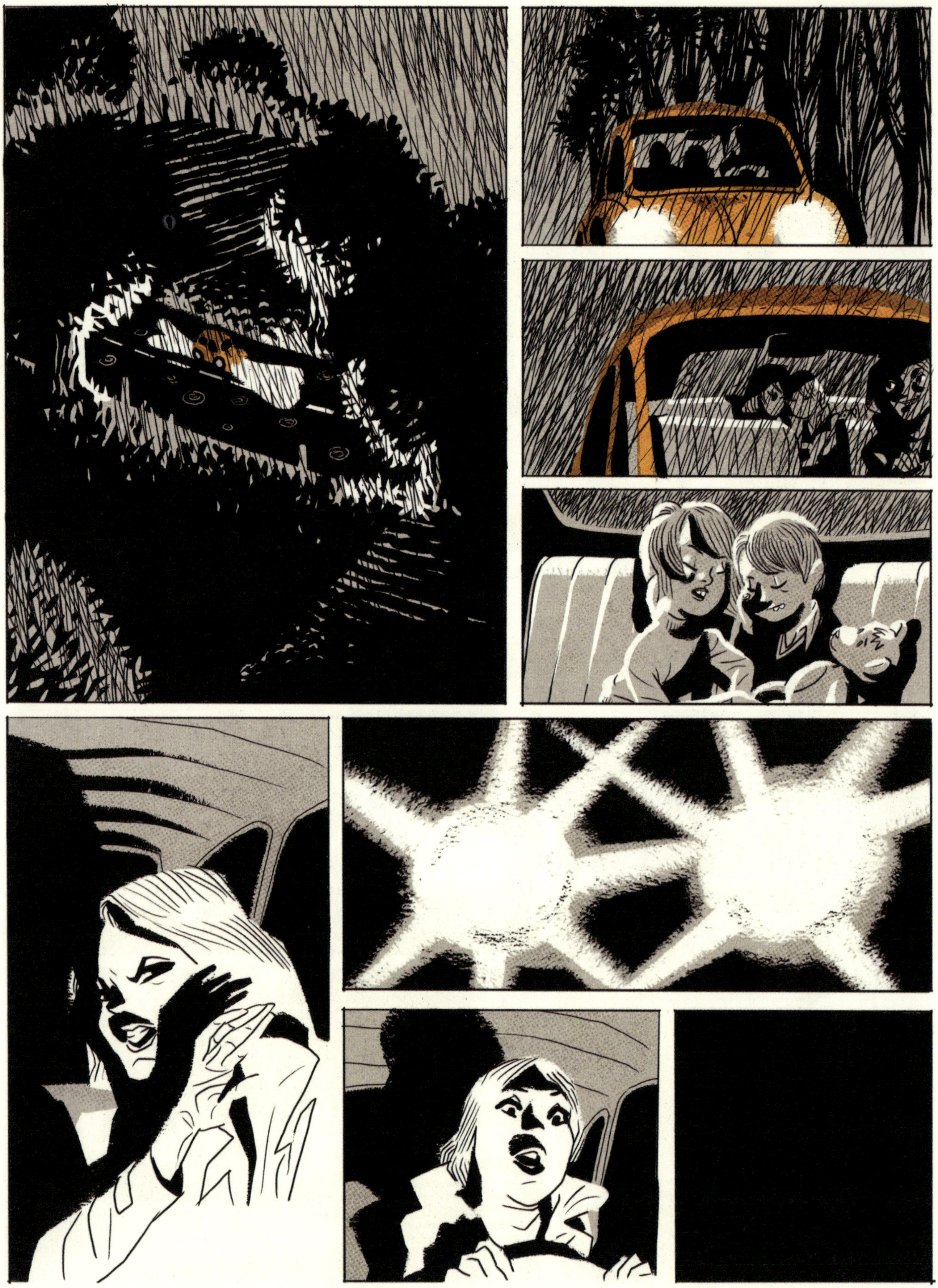

KAPITEL 4

SPERRSTUNDE

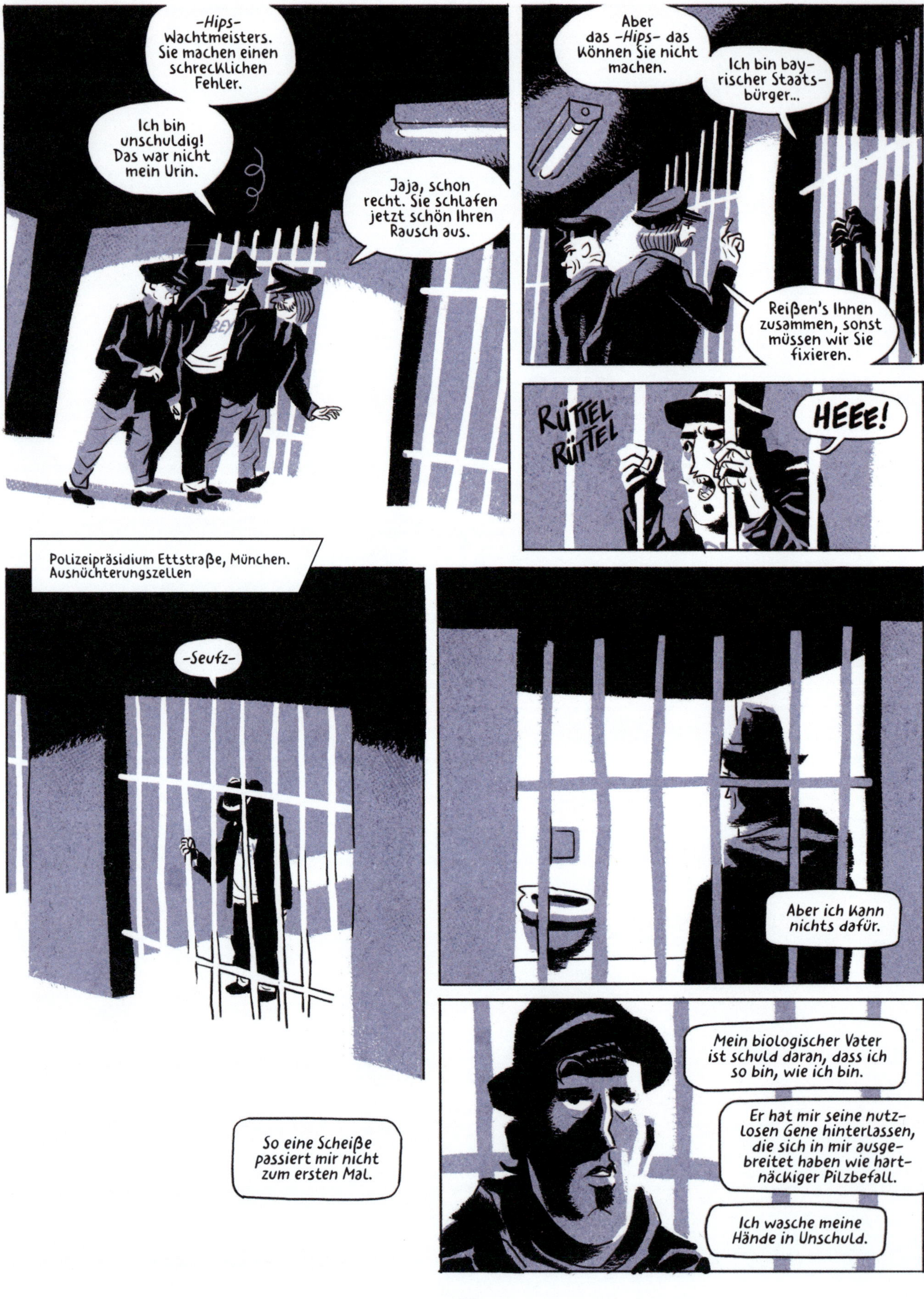
-Hips- Wachtmeisters. Sie machen einen schrecklichen Fehler.
Ich bin unschuldig! Das war nicht mein Urin.
Jaja, schon recht. Sie schlafen jetzt schön Ihren Rausch aus.
Aber das -Hips- das können Sie nicht machen.
Ich bin bayrischer Staatsbürger...
Reißen's Ihnen zusammen, sonst müssen wir Sie fixieren.
RÜTTEL RÜTTEL
HEEE!
Polizeipräsidium Ettstraße, München. Ausnüchterungszellen
-Seufz-
So eine Scheiße passiert mir nicht zum ersten Mal.
Aber ich kann nichts dafür.
Mein biologischer Vater ist schuld daran, dass ich so bin, wie ich bin.
Er hat mir seine nutzlosen Gene hinterlassen, die sich in mir ausgebreitet haben wie hartnäckiger Pilzbefall.
Ich wasche meine Hände in Unschuld.

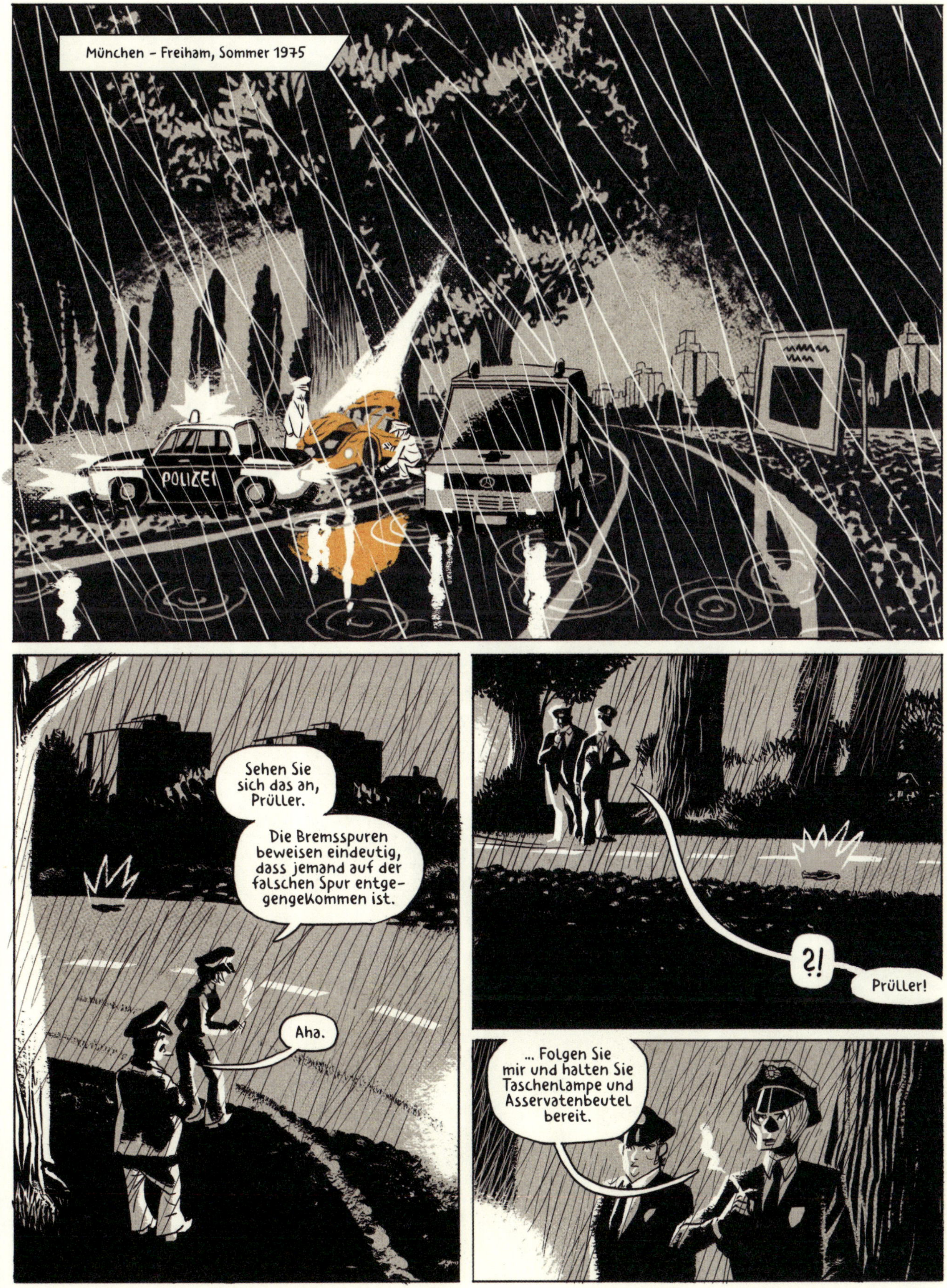

München – Freiham, Sommer 1975
POLIZEI
Sehen Sie sich das an, Prüller.
Die Bremsspuren beweisen eindeutig, dass jemand auf der falschen Spur entgegengekommen ist.
Aha.
?!
Prüller!
... Folgen Sie mir und halten Sie Taschenlampe und Asservatenbeutel bereit.

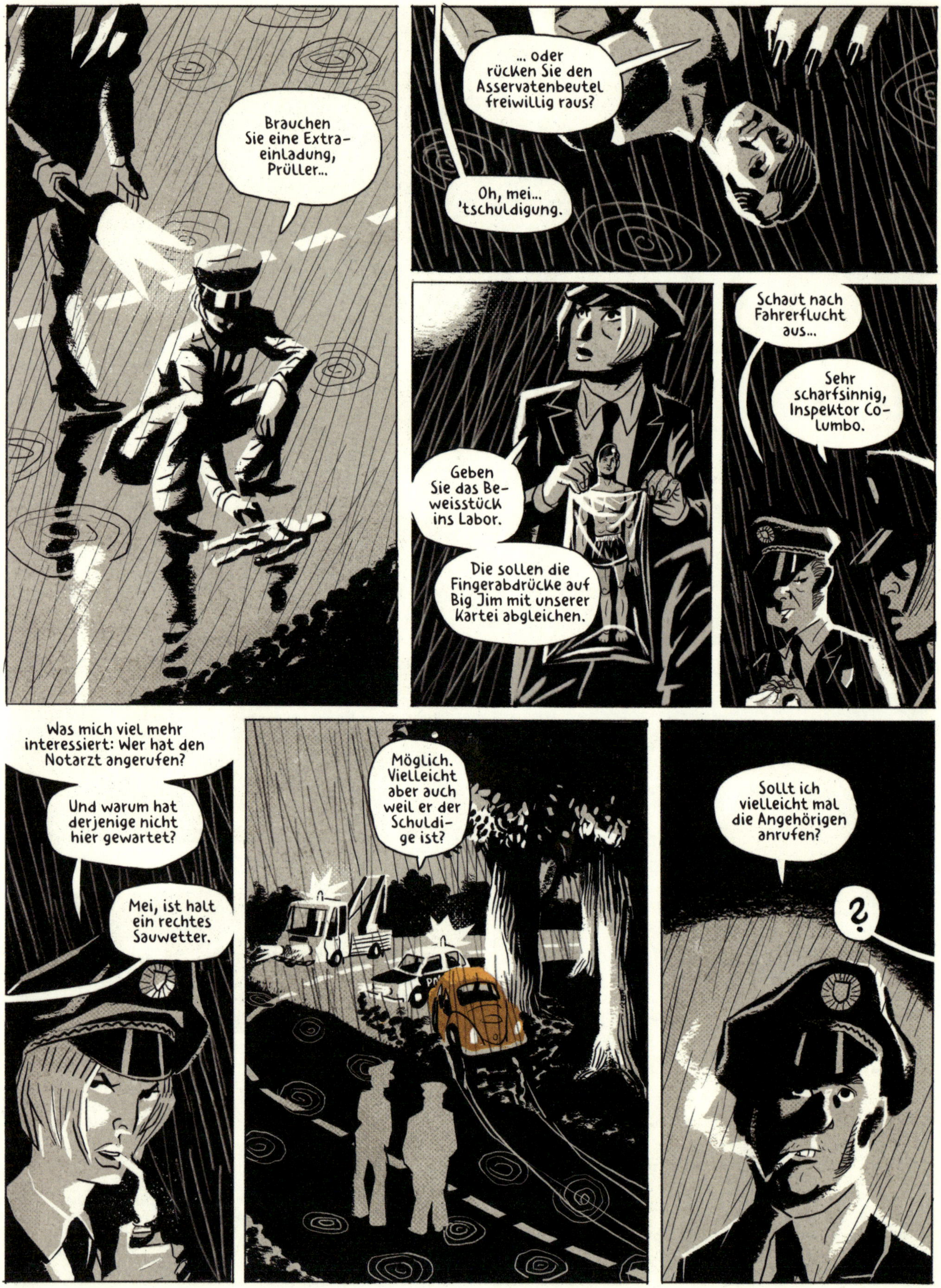

Brauchen Sie eine Extra-einladung, Prüller...
... oder rücken Sie den Asservatenbeutel freiwillig raus?
Oh, mei... 'tschuldigung.
Geben Sie das Beweisstück ins Labor.
Die sollen die Fingerabdrücke auf Big Jim mit unserer Kartei abgleichen.
Schaut nach Fahrerflucht aus...
Sehr scharfsinnig, Inspektor Columbo.
Was mich viel mehr interessiert: Wer hat den Notarzt angerufen?
Und warum hat derjenige nicht hier gewartet?
Mei, ist halt ein rechtes Sauwetter.
Möglich. Vielleicht aber auch weil er der Schuldige ist?
Sollt ich vielleicht mal die Angehörigen anrufen?
?

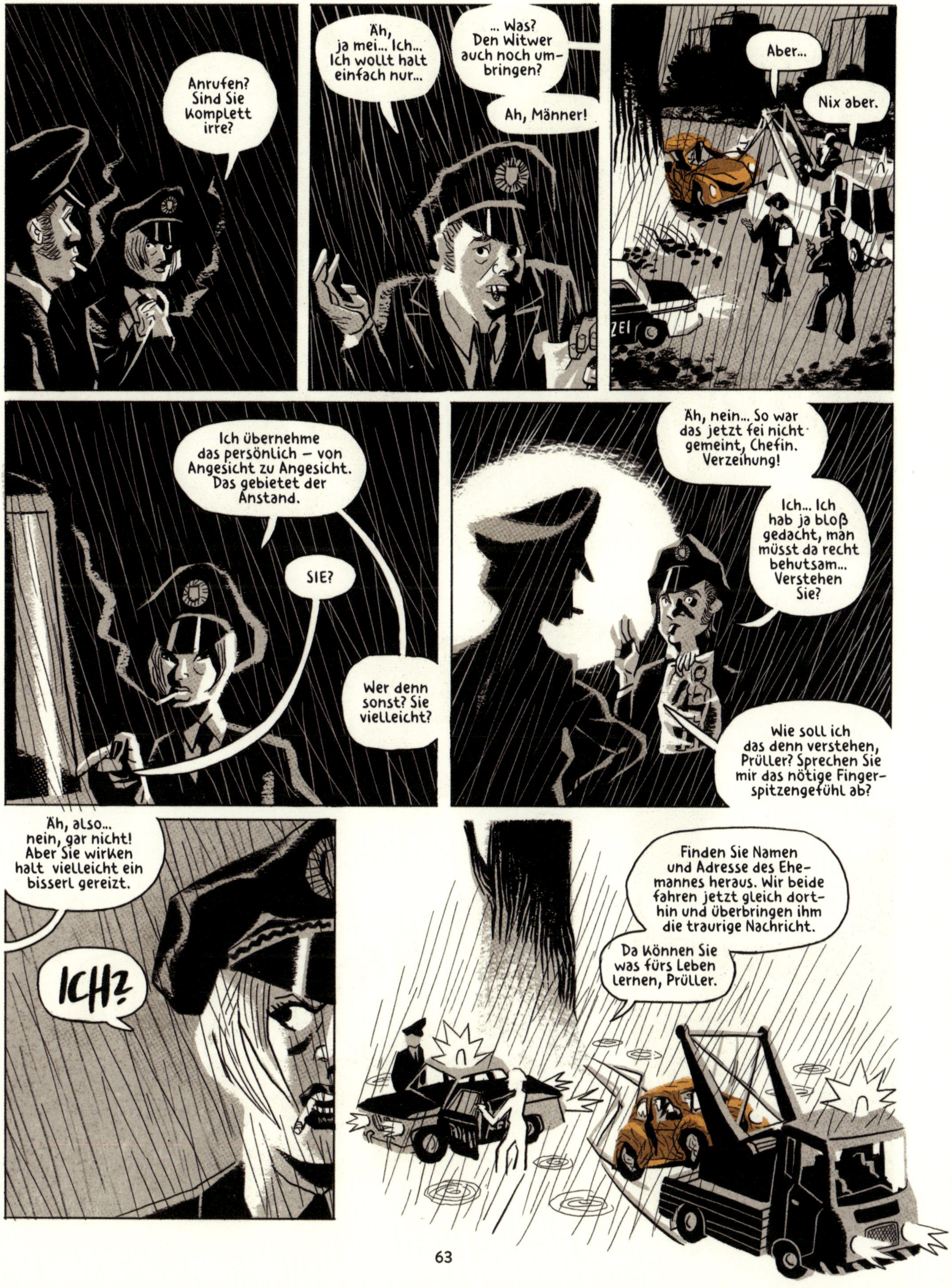
Anrufen? Sind Sie komplett irre?
Äh, ja mei... Ich... Ich wollt halt einfach nur...
... Was? Den Witwer auch noch umbringen?
Ah, Männer!
Aber...
Nix aber.
ZEI
Ich übernehme das persönlich – von Angesicht zu Angesicht. Das gebietet der Anstand.
SIE?
Wer denn sonst? Sie vielleicht?
Äh, nein... So war das jetzt fei nicht gemeint, Chefin. Verzeihung!
Ich... Ich hab ja bloß gedacht, man müsst da recht behutsam... Verstehen Sie?
Wie soll ich das denn verstehen, Prüller? Sprechen Sie mir das nötige Fingerspitzengefühl ab?
Äh, also... nein, gar nicht! Aber Sie wirken halt vielleicht ein bisserl gereizt.
ICH?
Finden Sie Namen und Adresse des Ehemannes heraus. Wir beide fahren jetzt gleich dorthin und überbringen ihm die traurige Nachricht.
Da können Sie was fürs Leben lernen, Prüller.

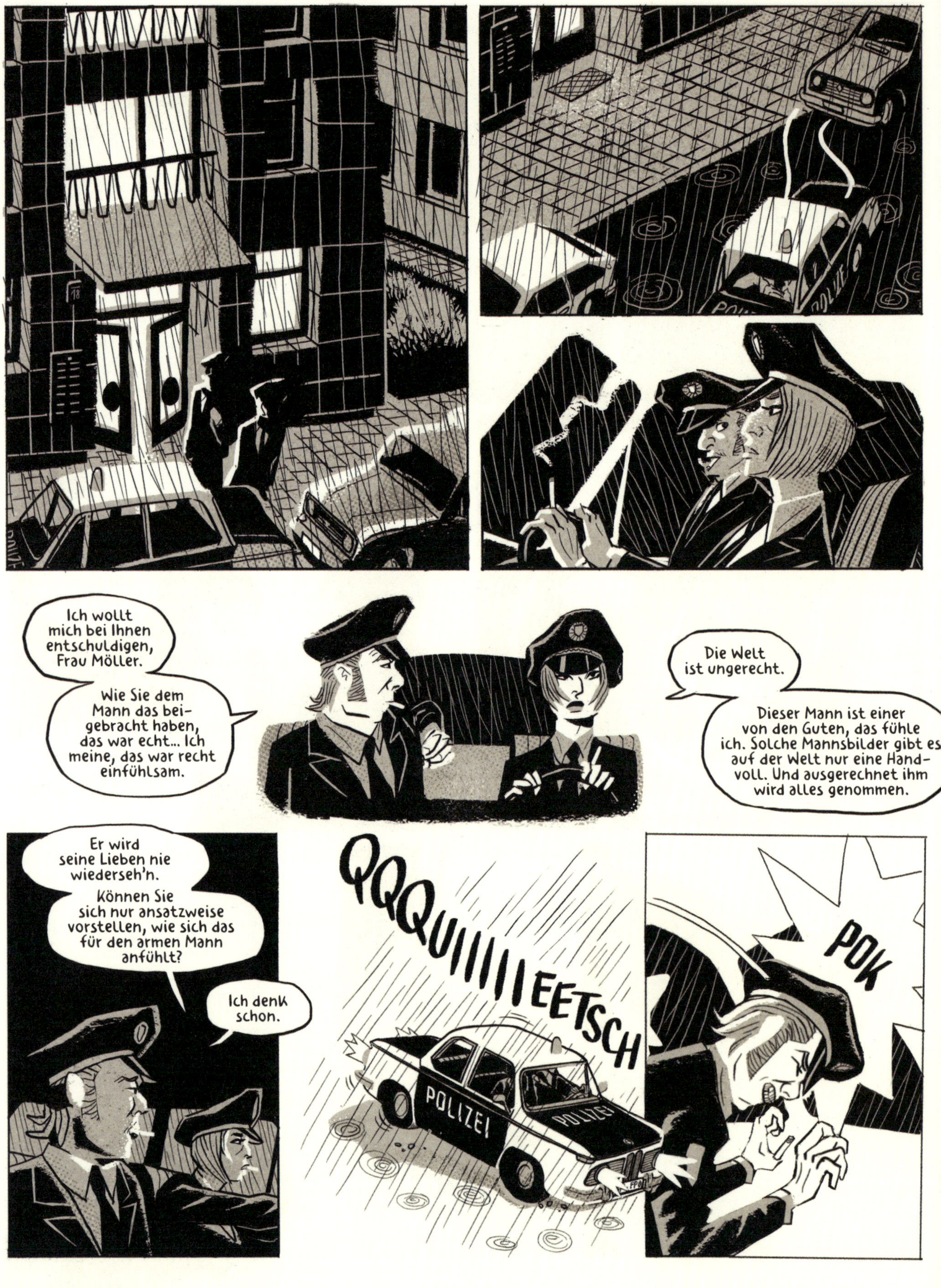
Ich wollt mich bei Ihnen entschuldigen, Frau Möller.
Wie Sie dem Mann das beigebracht haben, das war echt… Ich meine, das war recht einfühlsam.
Die Welt ist ungerecht.
Dieser Mann ist einer von den Guten, das fühle ich. Solche Mannsbilder gibt es auf der Welt nur eine Handvoll. Und ausgerechnet ihm wird alles genommen.
Er wird seine Lieben nie wiederseh'n.
Können Sie sich nur ansatzweise vorstellen, wie sich das für den armen Mann anfühlt?
Ich denk schon.
QQQUIIIIIIEETSCH
POLIZEI
POLIZEI
POK

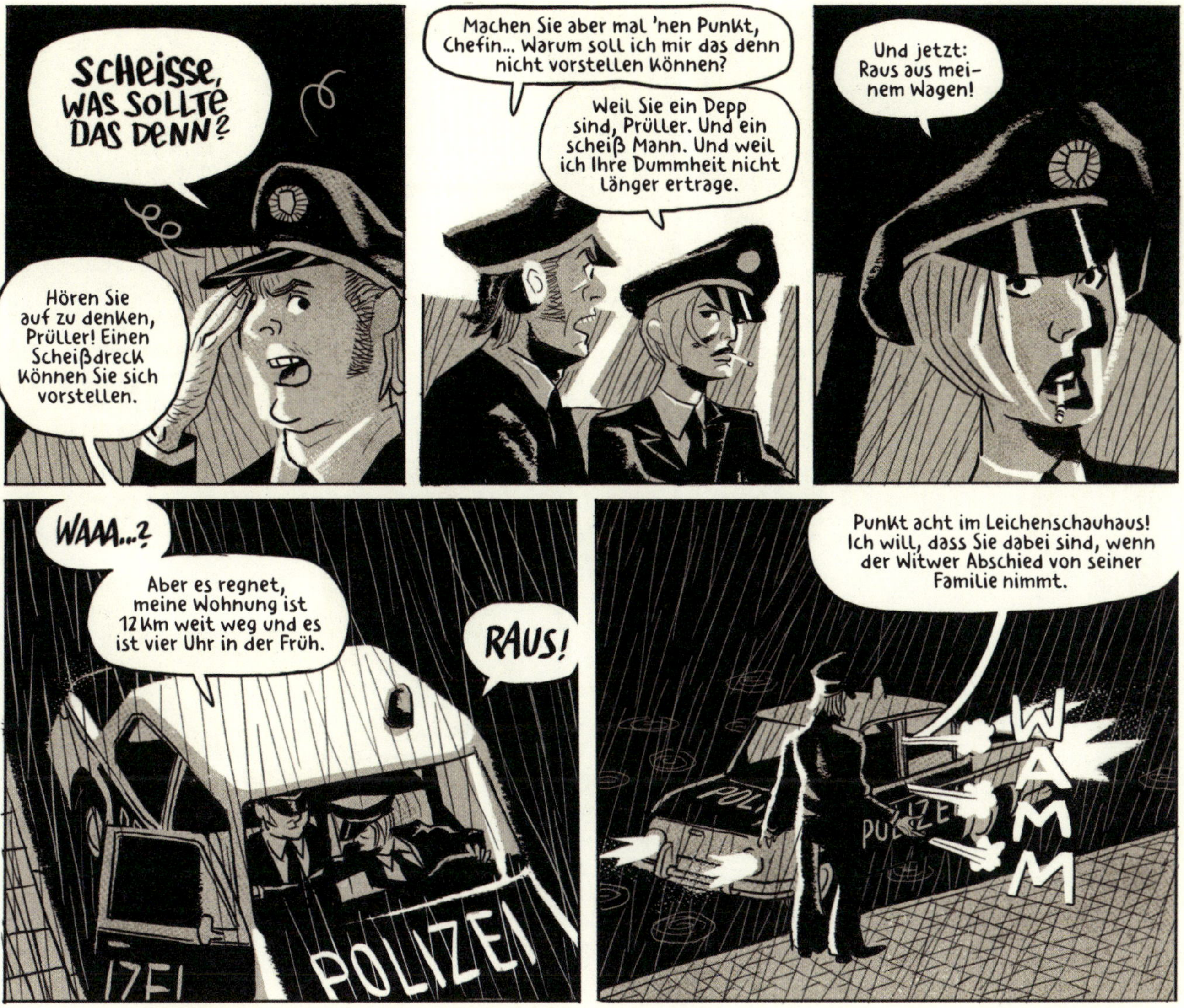
SCHEISSE, WAS SOLLTE DAS DENN?
Hören Sie auf zu denken, Prüller! Einen Scheißdreck können Sie sich vorstellen.
Machen Sie aber mal 'nen Punkt, Chefin... Warum soll ich mir das denn nicht vorstellen können?
Weil Sie ein Depp sind, Prüller. Und ein scheiß Mann. Und weil ich Ihre Dummheit nicht länger ertrage.
Und jetzt: Raus aus meinem Wagen!
WAAA...?
Aber es regnet, meine Wohnung ist 12 km weit weg und es ist vier Uhr in der Früh.
RAUS!
POLIZEI
Punkt acht im Leichenschauhaus! Ich will, dass Sie dabei sind, wenn der Witwer Abschied von seiner Familie nimmt.
WAMM

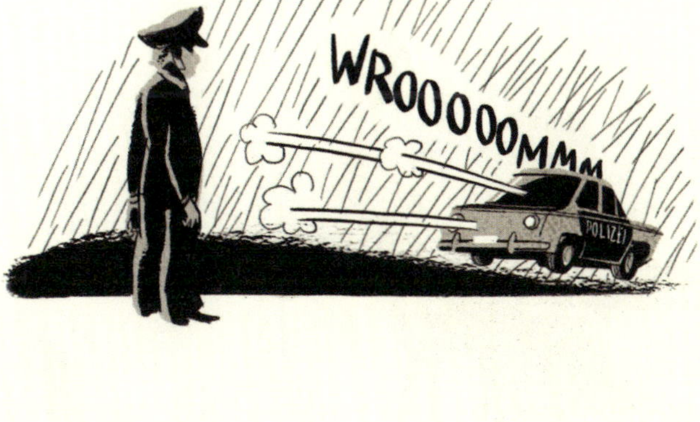
WROOOOOOMMM

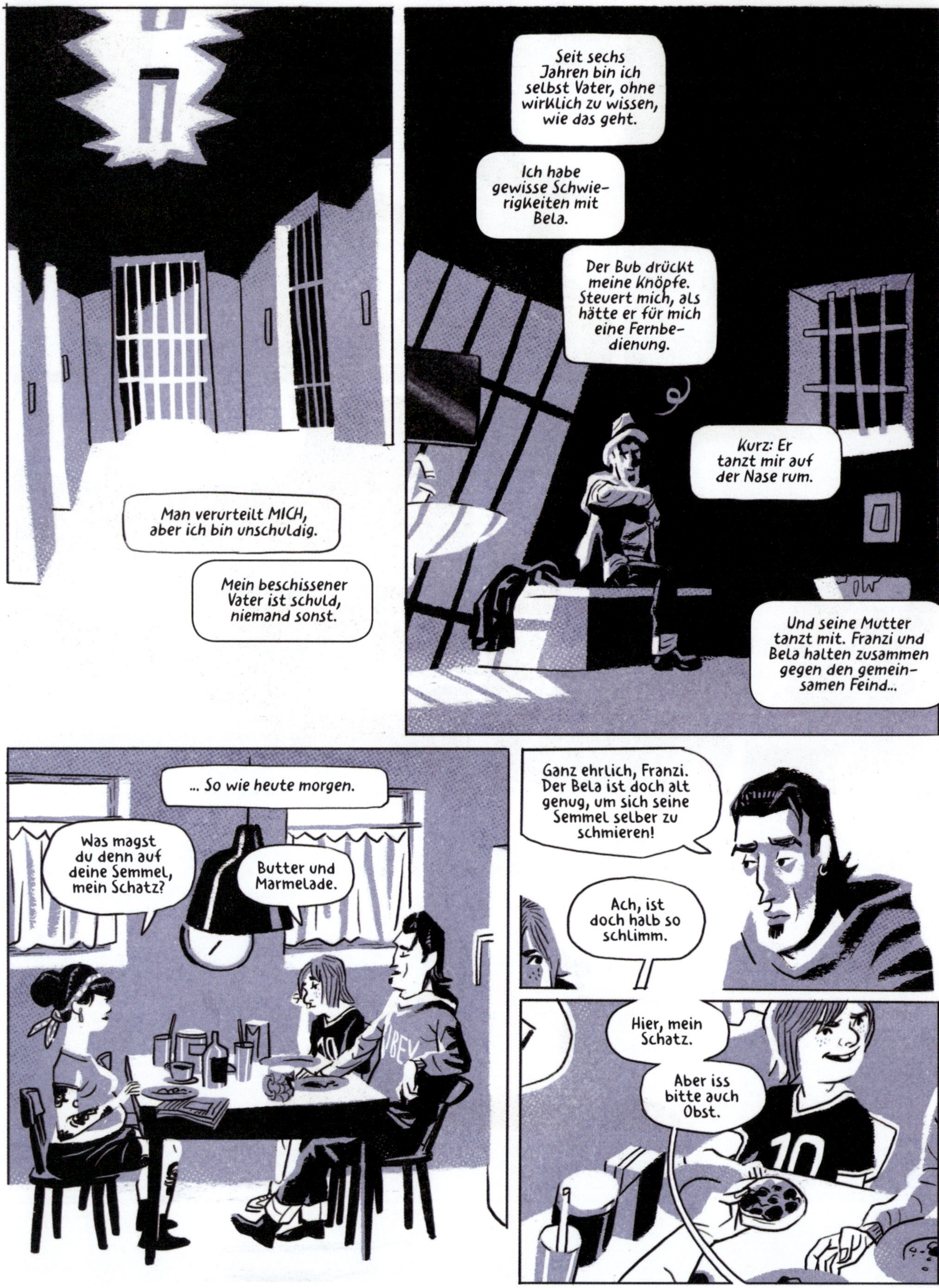
Man verurteilt MICH, aber ich bin unschuldig.
Mein beschissener Vater ist schuld, niemand sonst.
Seit sechs Jahren bin ich selbst Vater, ohne wirklich zu wissen, wie das geht.
Ich habe gewisse Schwierigkeiten mit Bela.
Der Bub drückt meine Knöpfe. Steuert mich, als hätte er für mich eine Fernbedienung.
Kurz: Er tanzt mir auf der Nase rum.
Und seine Mutter tanzt mit. Franzi und Bela halten zusammen gegen den gemeinsamen Feind...
... So wie heute morgen.
Was magst du denn auf deine Semmel, mein Schatz?
Butter und Marmelade.
Ganz ehrlich, Franzi. Der Bela ist doch alt genug, um sich seine Semmel selber zu schmieren!
Ach, ist doch halb so schlimm.
Hier, mein Schatz.
Aber iss bitte auch Obst.

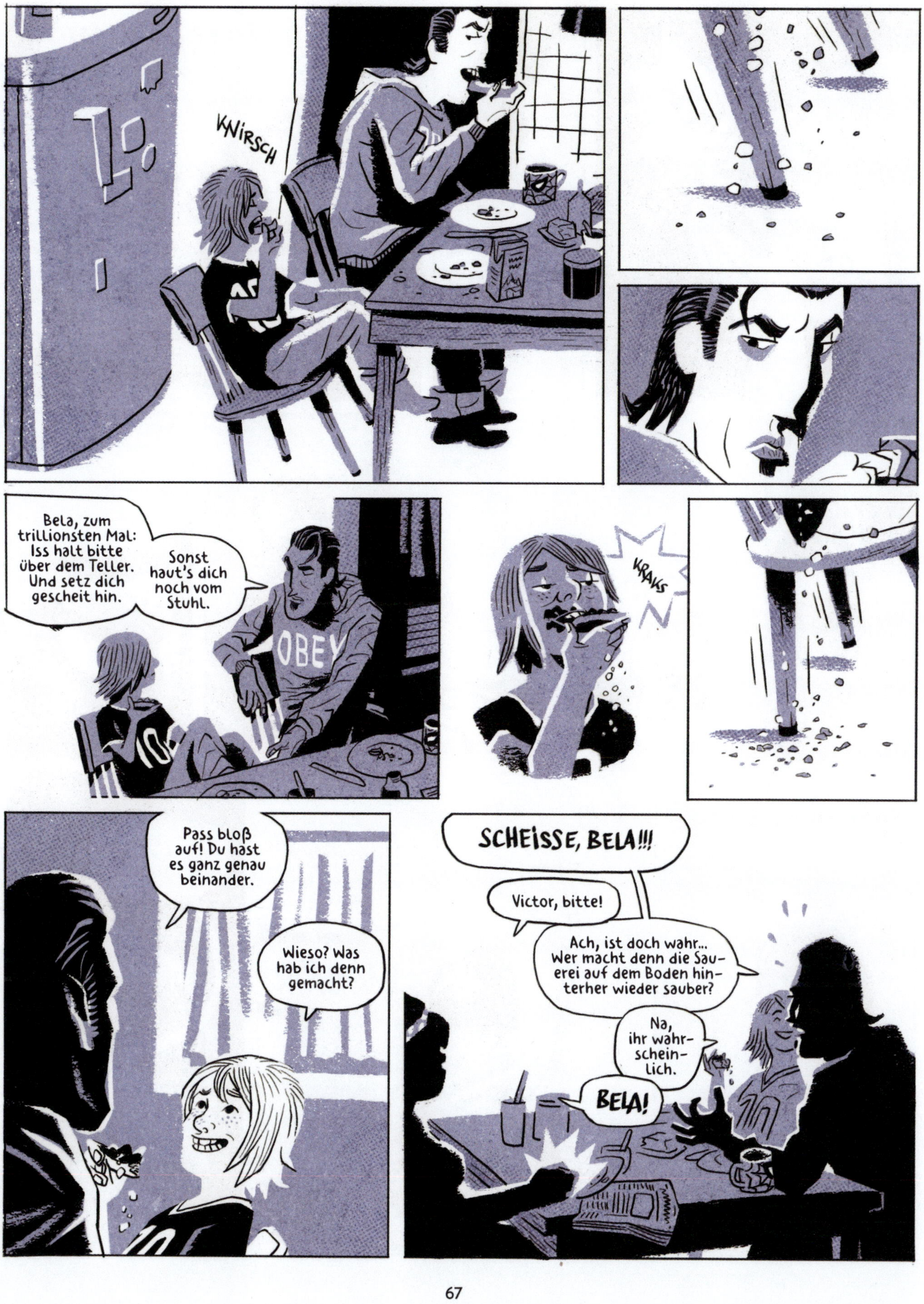

KNIRSCH
Bela, zum trillionsten Mal: Iss halt bitte über dem Teller. Und setz dich gescheit hin.
Sonst haut's dich noch vom Stuhl.
KRAKS
Pass bloß auf! Du hast es ganz genau beinander.
Wieso? Was hab ich denn gemacht?
SCHEISSE, BELA!!!
Victor, bitte!
Ach, ist doch wahr... Wer macht denn die Sauerei auf dem Boden hinterher wieder sauber?
Na, ihr wahrscheinlich.
BELA!

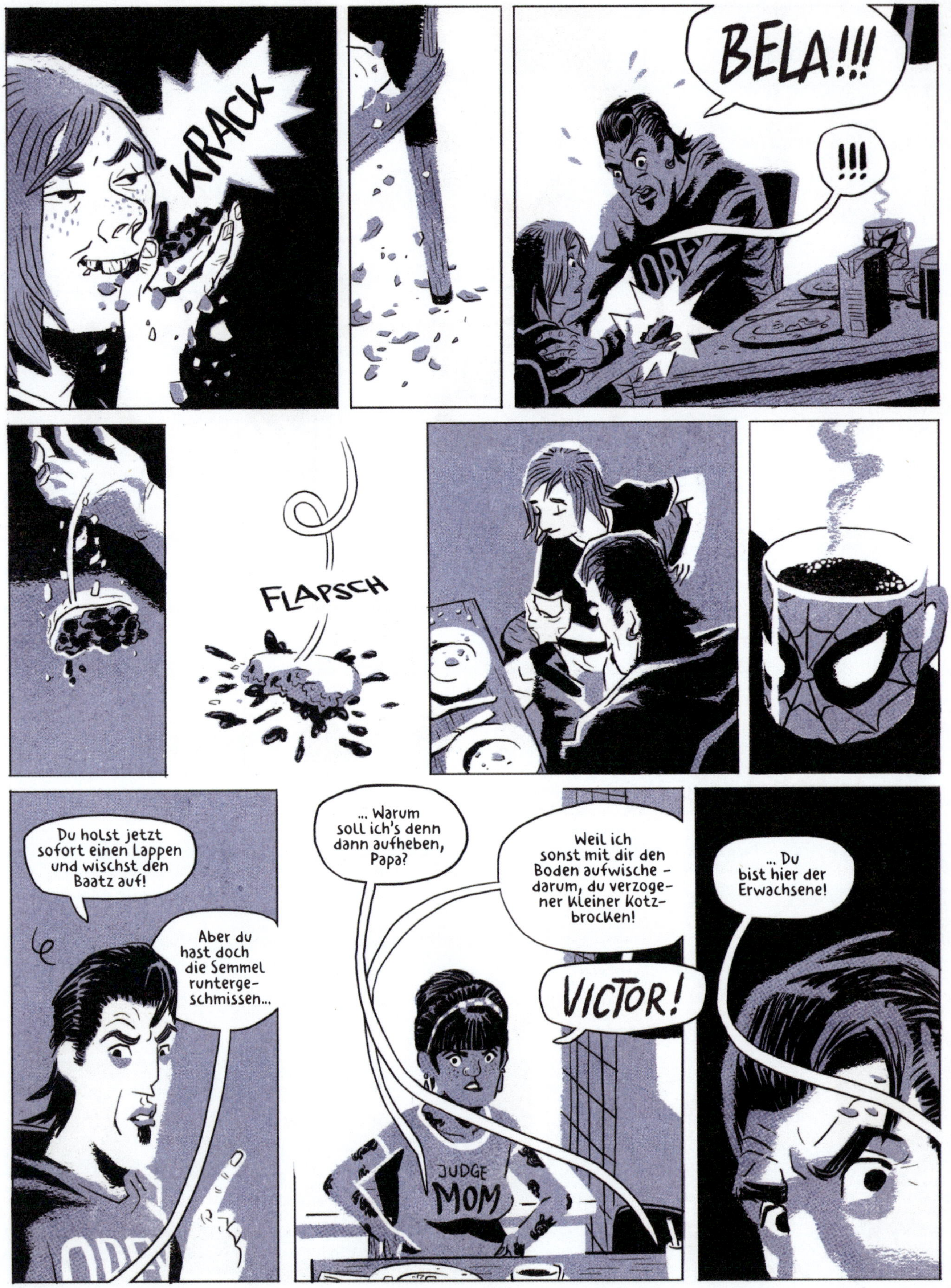
KRACK
BELA!!!
!!!
FLAPSCH
Du holst jetzt sofort einen Lappen und wischst den Baatz auf!
Aber du hast doch die Semmel runtergeschmissen...
... Warum soll ich's denn dann aufheben, Papa?
Weil ich sonst mit dir den Boden aufwische – darum, du verzogener kleiner Kotzbrocken!
VICTOR!
... Du bist hier der Erwachsene!

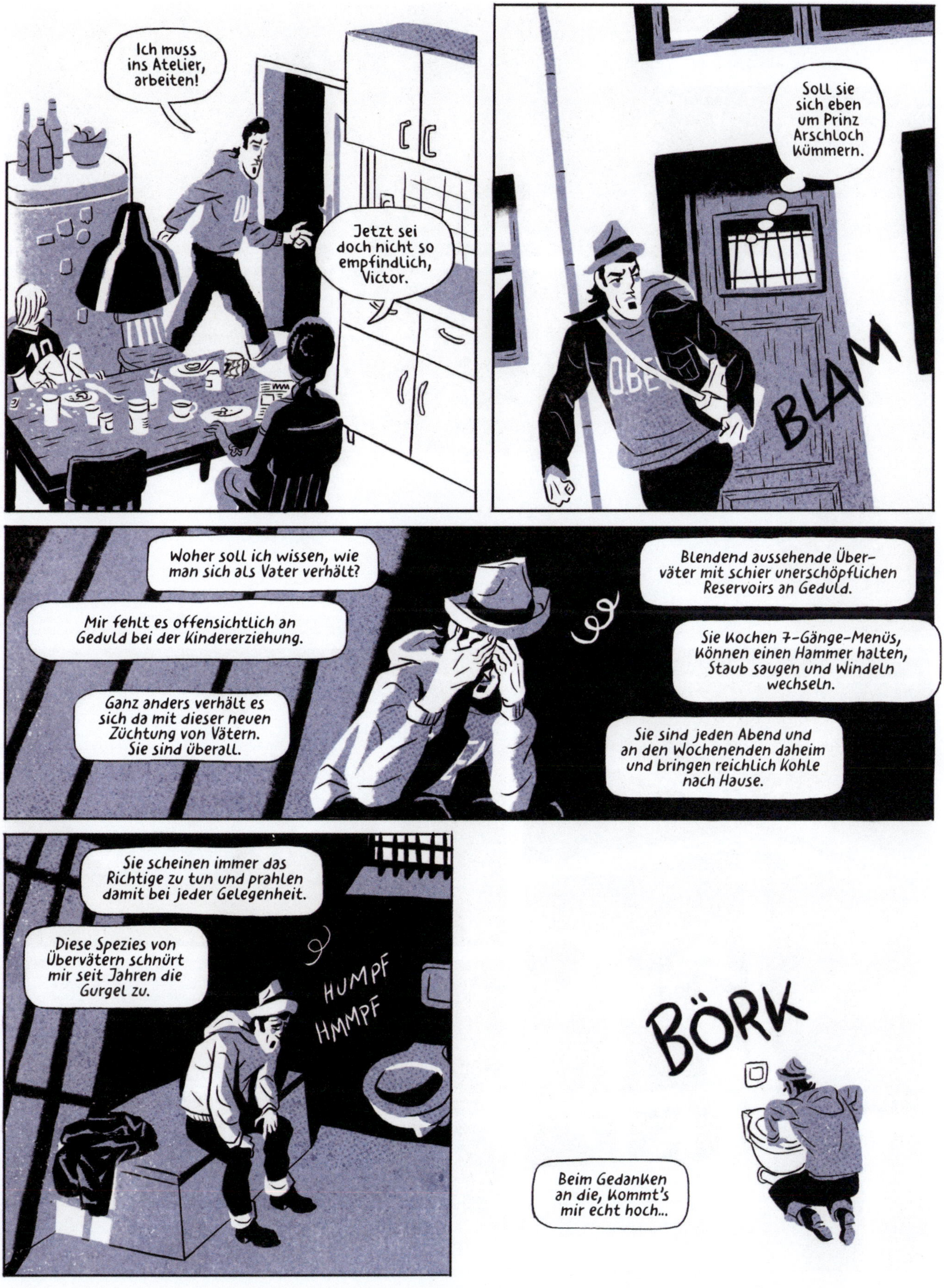
Ich muss ins Atelier, arbeiten!
Jetzt sei doch nicht so empfindlich, Victor.
Soll sie sich eben um Prinz Arschloch kümmern.
BLAM
Woher soll ich wissen, wie man sich als Vater verhält?
Mir fehlt es offensichtlich an Geduld bei der Kindererziehung.
Ganz anders verhält es sich da mit dieser neuen Züchtung von Vätern. Sie sind überall.
Blendend aussehende Überväter mit schier unerschöpflichen Reservoirs an Geduld.
Sie kochen 7-Gänge-Menüs, können einen Hammer halten, Staub saugen und Windeln wechseln.
Sie sind jeden Abend und an den Wochenenden daheim und bringen reichlich Kohle nach Hause.
Sie scheinen immer das Richtige zu tun und prahlen damit bei jeder Gelegenheit.
Diese Spezies von Übervätern schnürt mir seit Jahren die Gurgel zu.
HUMPF
HMMPF
BÖRK
Beim Gedanken an die, kommt's mir echt hoch...

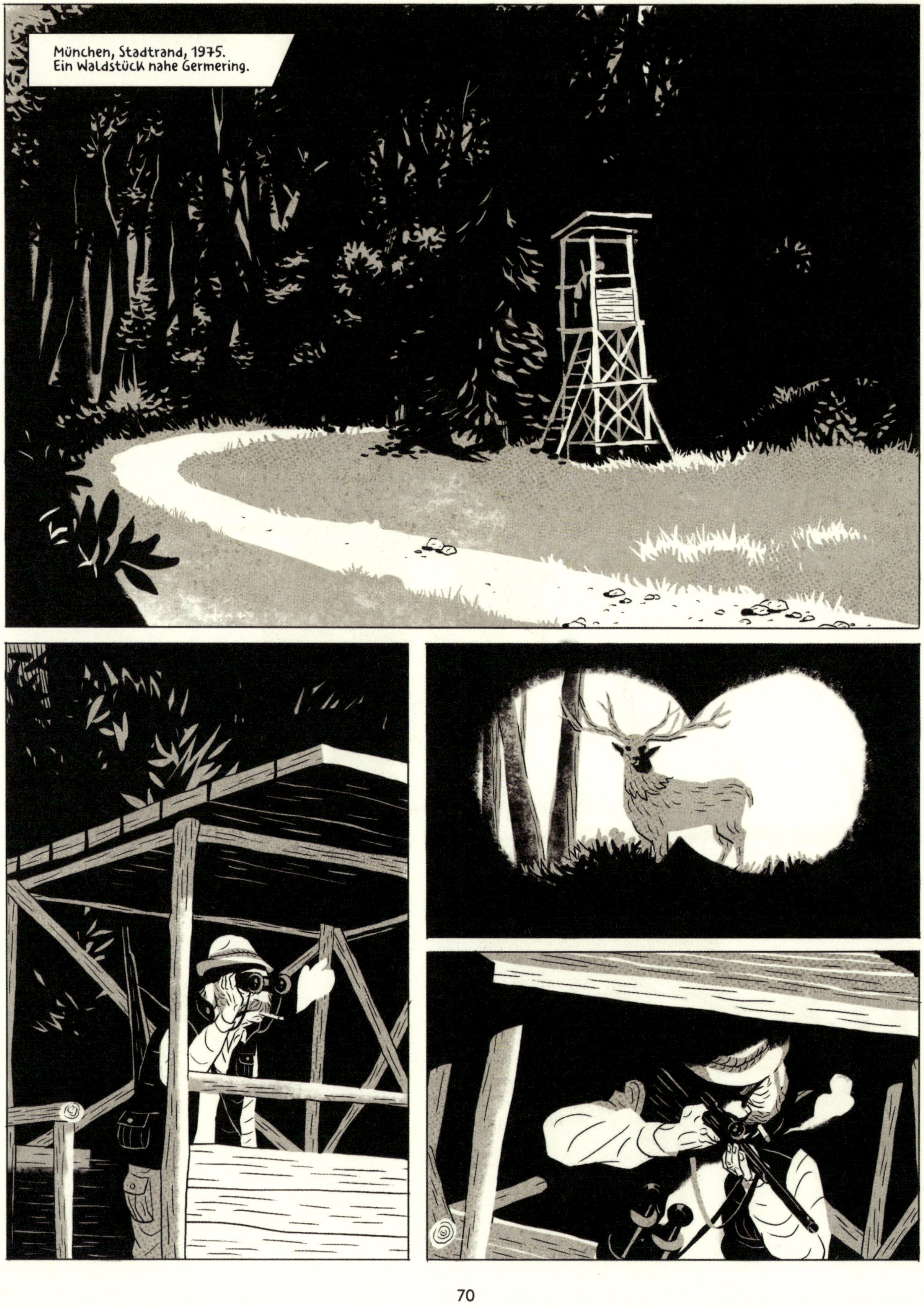
München, Stadtrand, 1975.
Ein Waldstück nahe Germering.

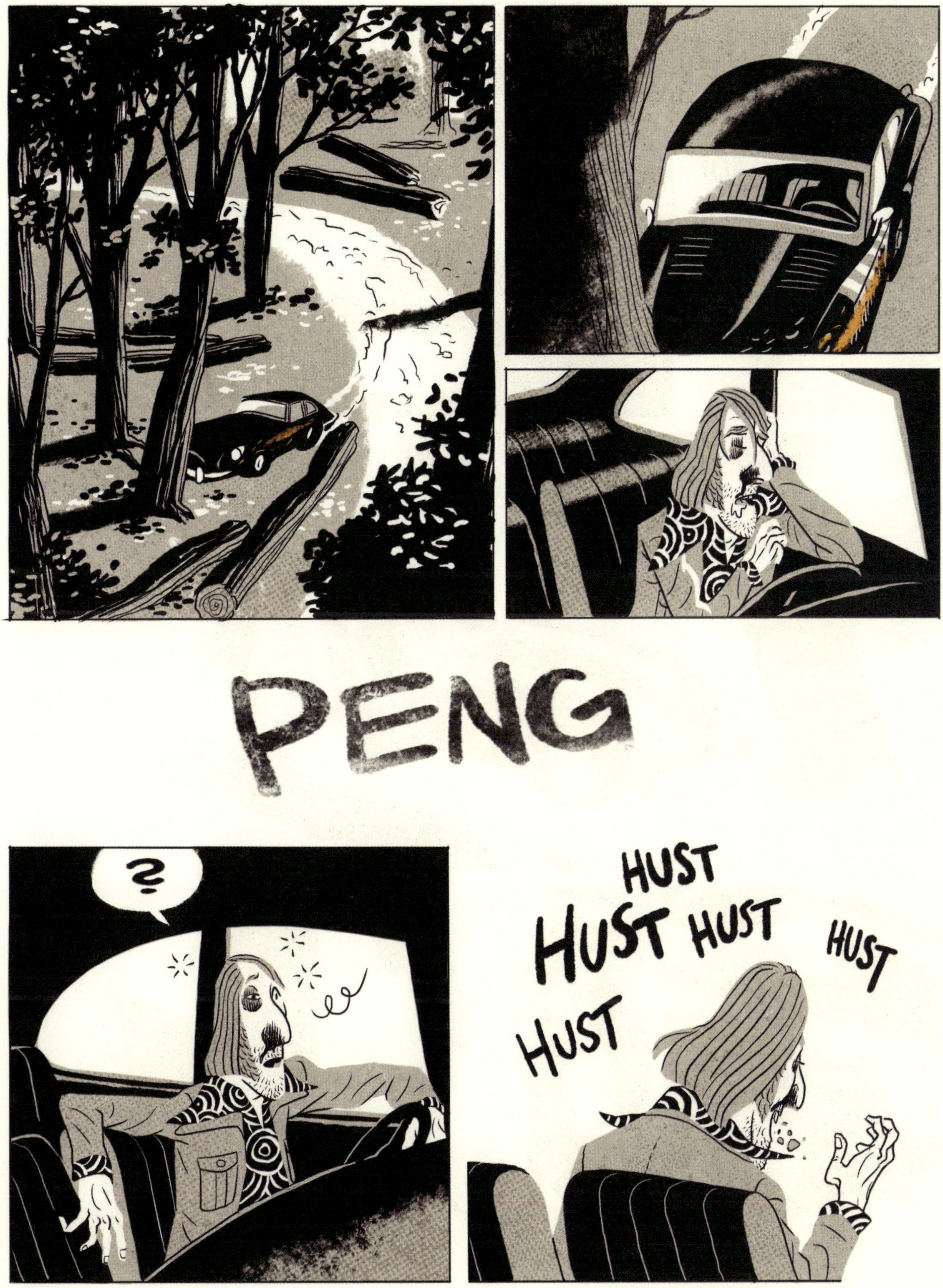
PENG
?
HUST
HUST HUST
HUST
HUST

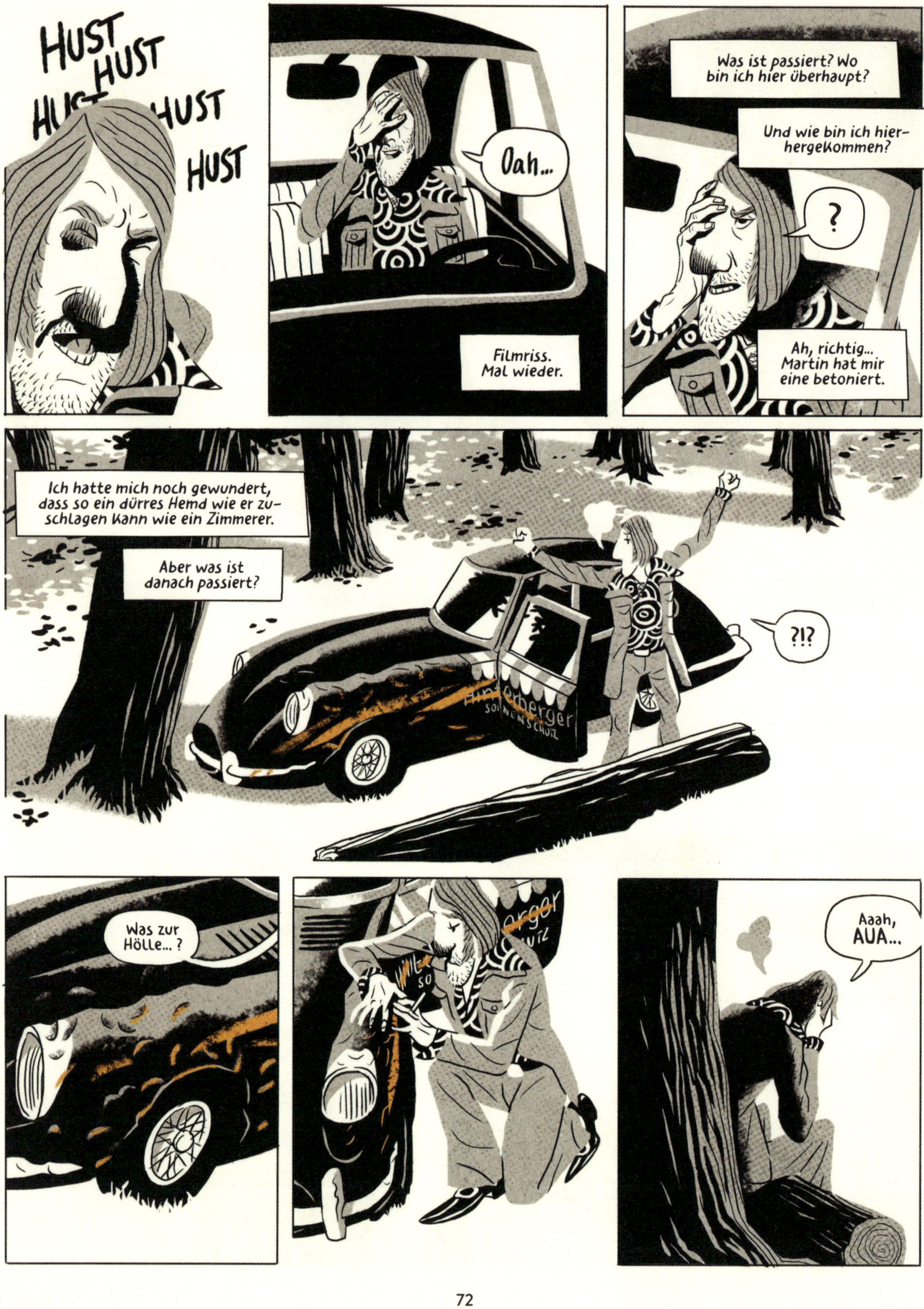
HUST HUST HUST HUST HUST
Oah...
Filmriss. Mal wieder.
Was ist passiert? Wo bin ich hier überhaupt?
Und wie bin ich hierhergekommen?
?
Ah, richtig... Martin hat mir eine betoniert.
Ich hatte mich noch gewundert, dass so ein dürres Hemd wie er zuschlagen kann wie ein Zimmerer.
Aber was ist danach passiert?
?!?
Was zur Hölle... ?
Aaah, AUA...

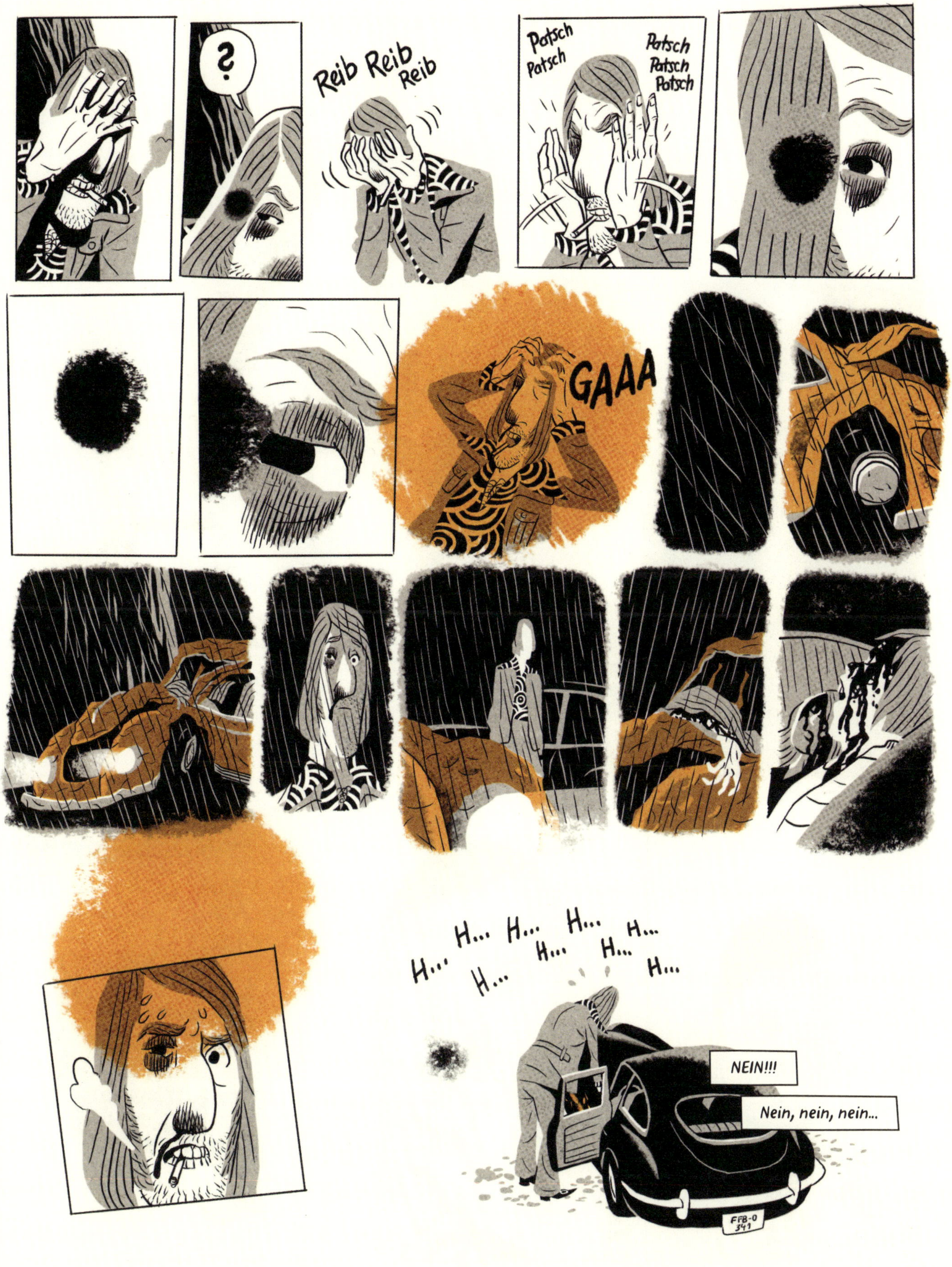
?
Reib Reib Reib
Patsch Patsch
Patsch Patsch Patsch
GAAA
H... H... H... H... H... H... H... H... H... H...
NEIN!!!
Nein, nein, nein...
FFB-0 341

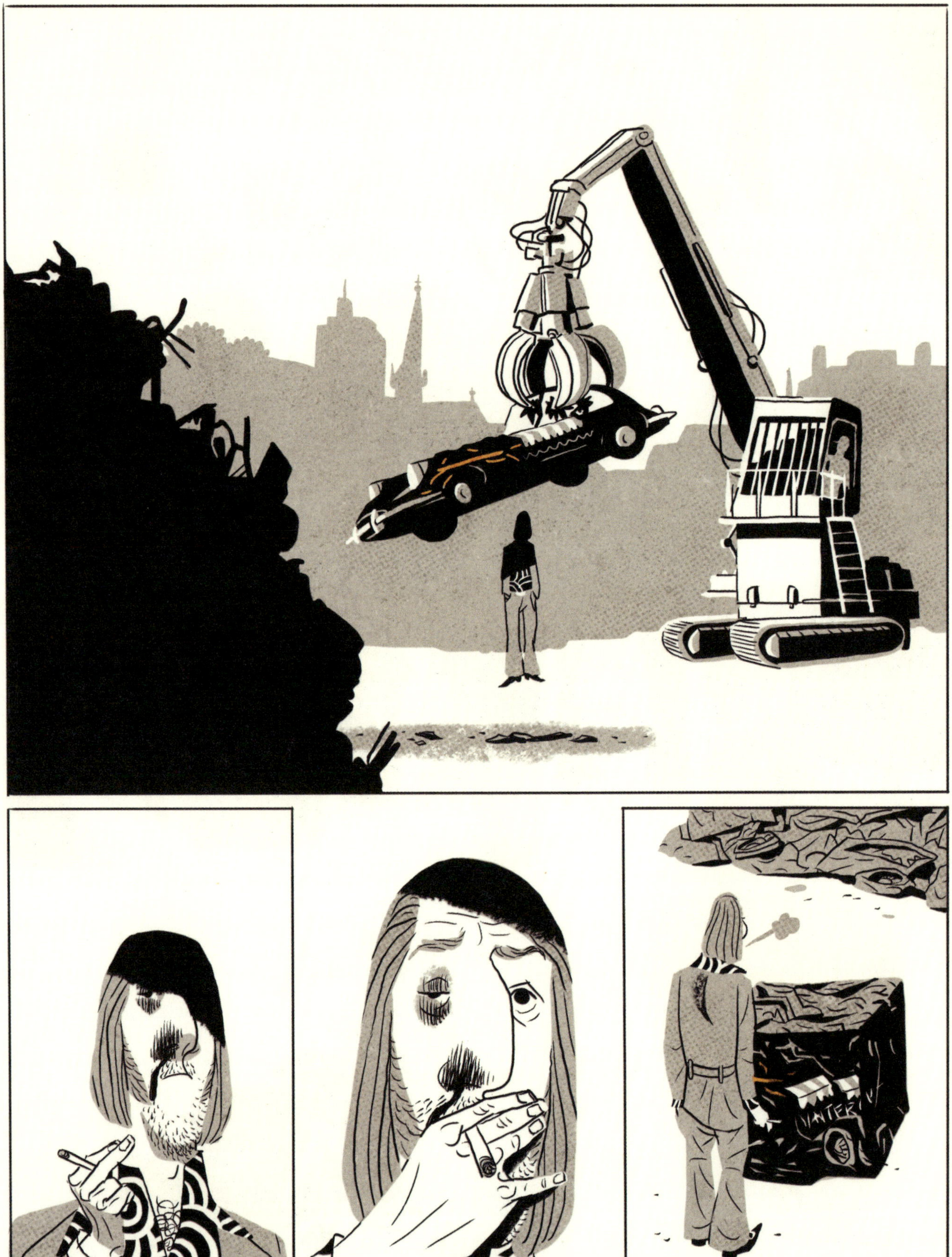

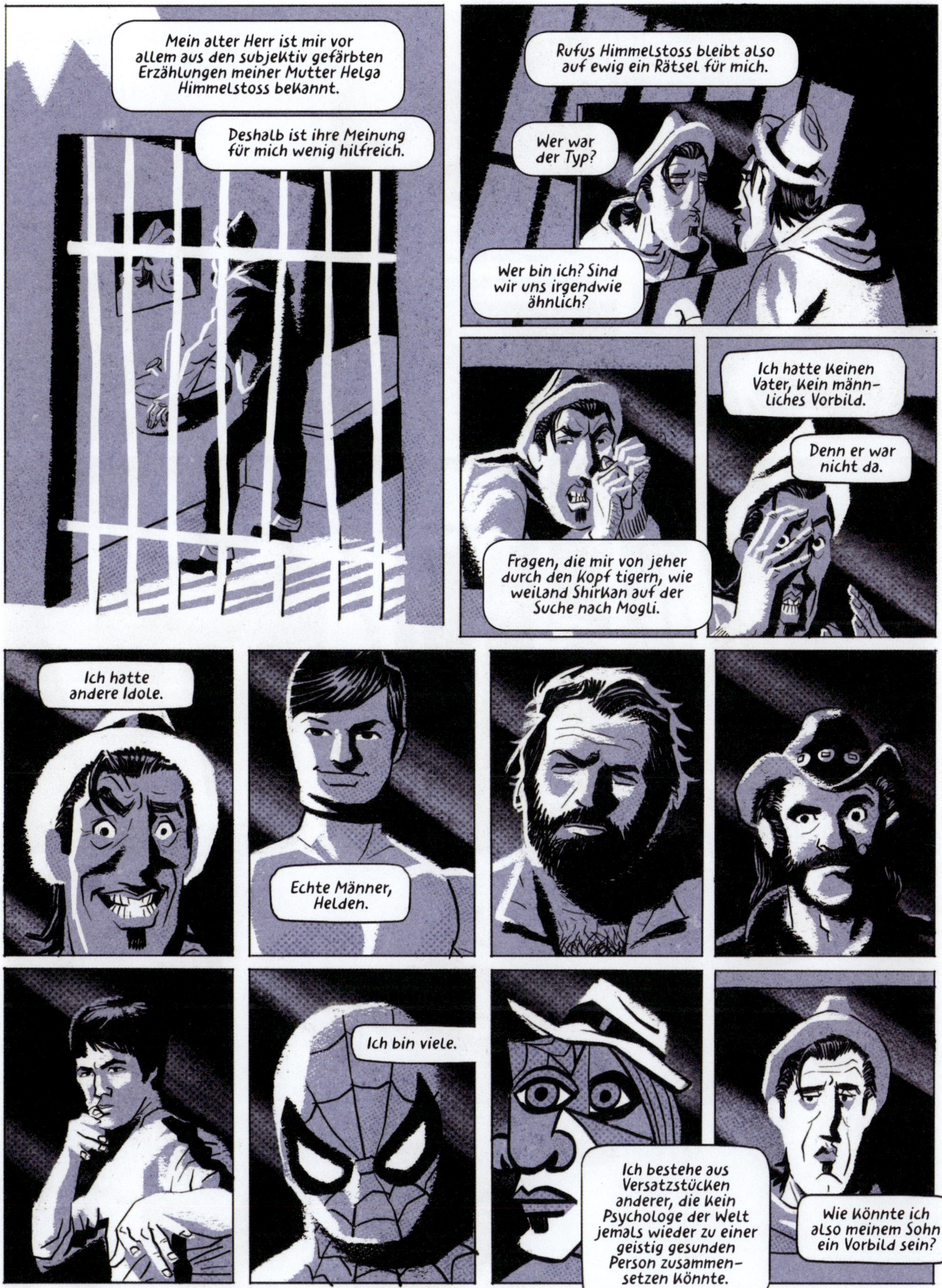
Mein alter Herr ist mir vor allem aus den subjektiv gefärbten Erzählungen meiner Mutter Helga Himmelstoss bekannt.
Deshalb ist ihre Meinung für mich wenig hilfreich.
Rufus Himmelstoss bleibt also auf ewig ein Rätsel für mich.
Wer war der Typ?
Wer bin ich? Sind wir uns irgendwie ähnlich?
Fragen, die mir von jeher durch den Kopf tigern, wie weiland Shirkan auf der Suche nach Mogli.
Ich hatte keinen Vater, kein männliches Vorbild.
Denn er war nicht da.
Ich hatte andere Idole.
Echte Männer, Helden.
Ich bin viele.
Ich bestehe aus Versatzstücken anderer, die kein Psychologe der Welt jemals wieder zu einer geistig gesunden Person zusammensetzen könnte.
Wie könnte ich also meinem Sohn ein Vorbild sein?

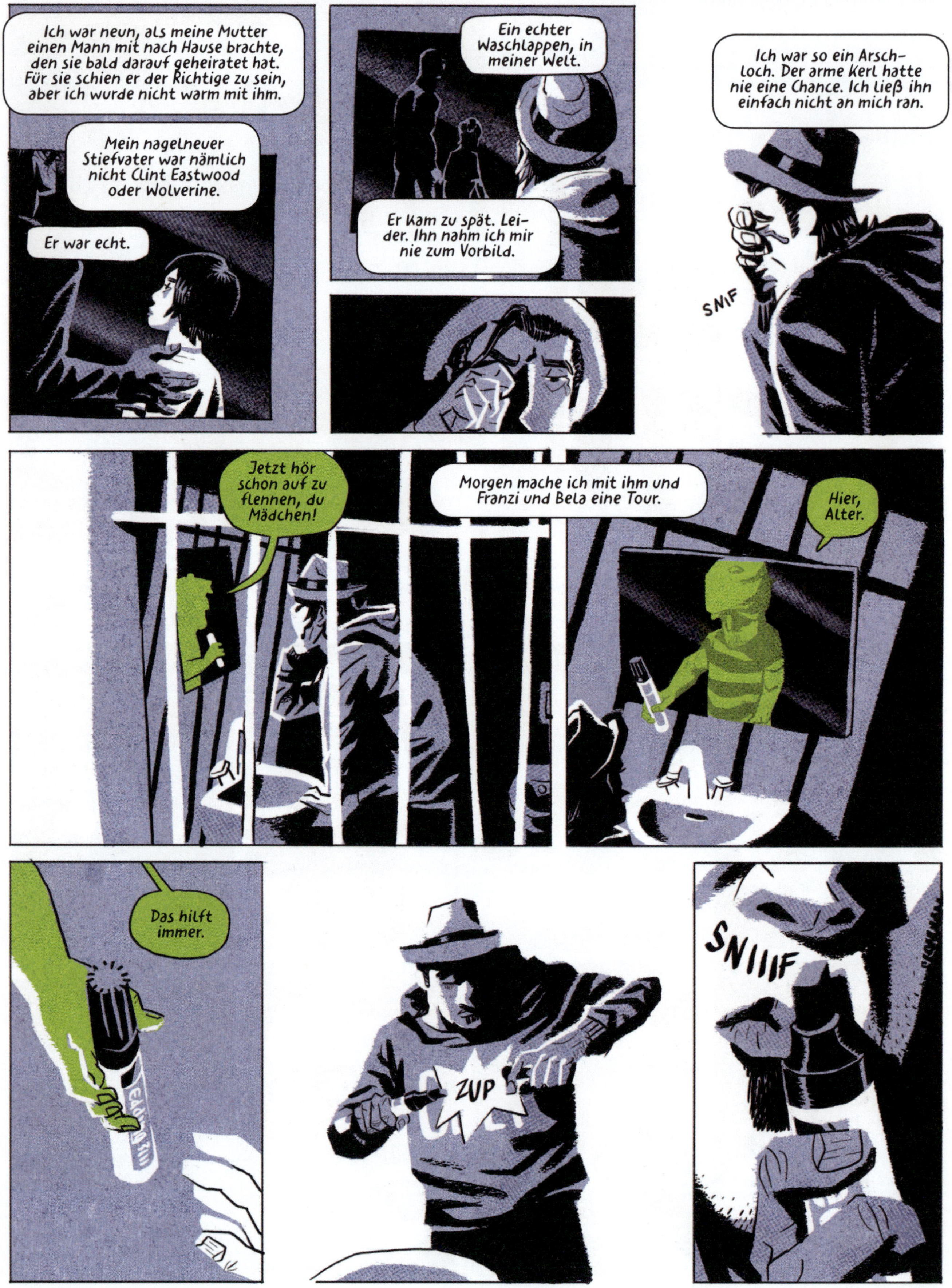
Ich war neun, als meine Mutter einen Mann mit nach Hause brachte, den sie bald darauf geheiratet hat. Für sie schien er der Richtige zu sein, aber ich wurde nicht warm mit ihm.
Mein nagelneuer Stiefvater war nämlich nicht Clint Eastwood oder Wolverine.
Er war echt.
Ein echter Waschlappen, in meiner Welt.
Er kam zu spät. Leider. Ihn nahm ich mir nie zum Vorbild.
Ich war so ein Arschloch. Der arme Kerl hatte nie eine Chance. Ich ließ ihn einfach nicht an mich ran.
SNIF
Jetzt hör schon auf zu flennen, du Mädchen!
Morgen mache ich mit ihm und Franzi und Bela eine Tour.
Hier, Alter.
Das hilft immer.
ZUP
SNIIIF

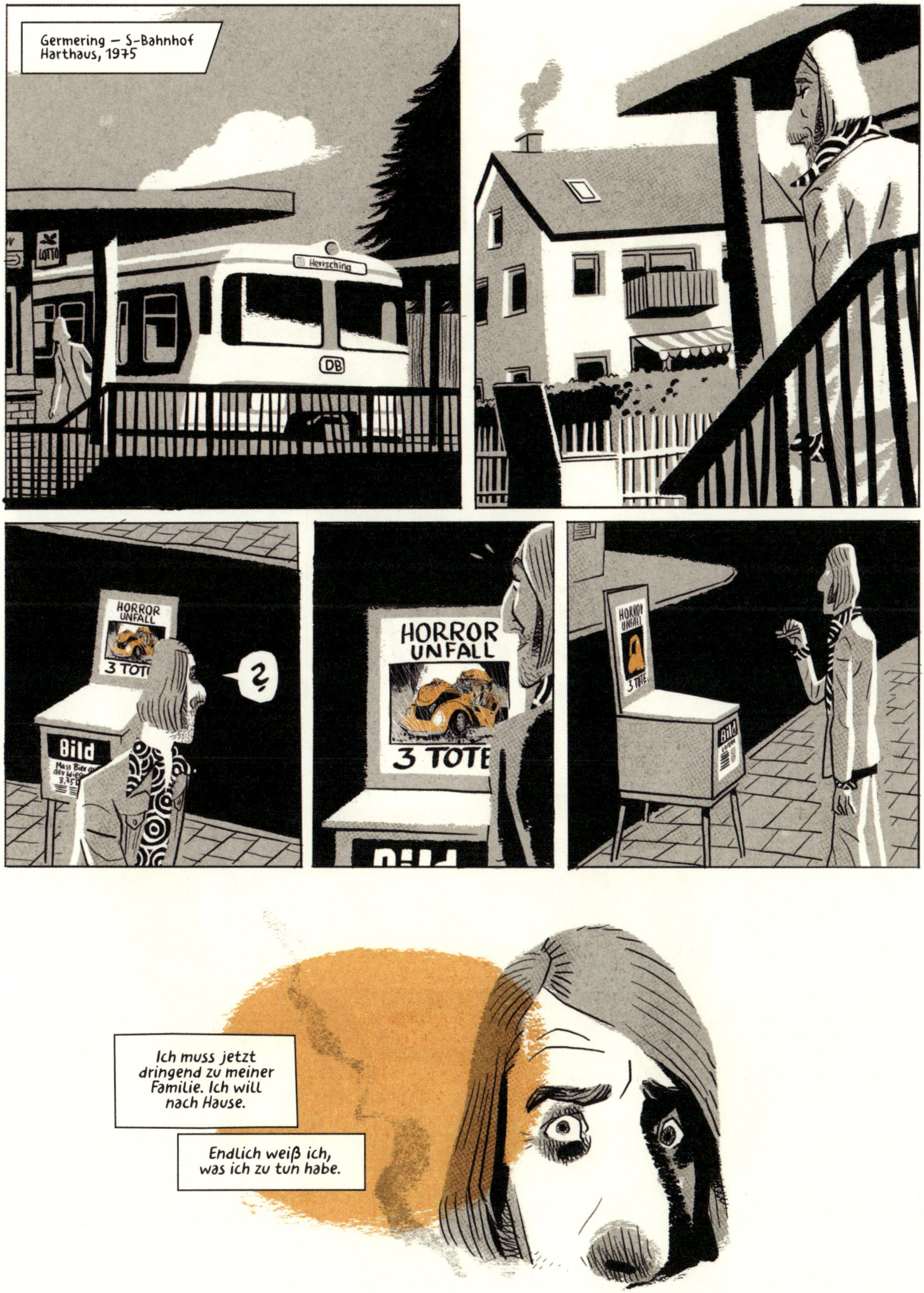
Germering – S-Bahnhof Harthaus, 1975
LOTTO
Herrsching
DB
HORROR UNFALL
3 TOTE
Bild
?
HORROR UNFALL
3 TOTE
HORROR UNFALL
3 TOTE
Bild
Ich muss jetzt dringend zu meiner Familie. Ich will nach Hause.
Endlich weiß ich, was ich zu tun habe.

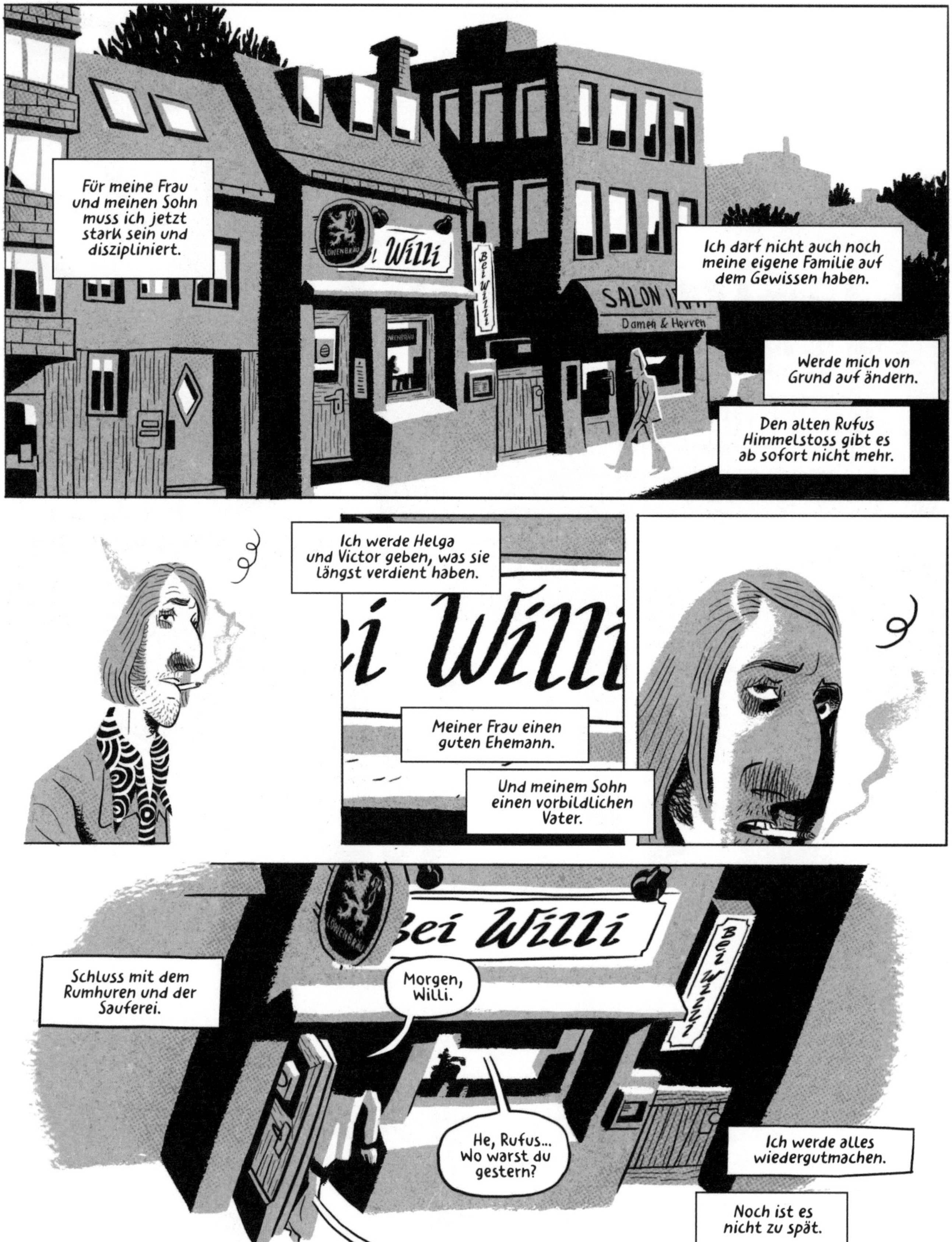

Für meine Frau und meinen Sohn muss ich jetzt stark sein und diszipliniert.
Ich darf nicht auch noch meine eigene Familie auf dem Gewissen haben.
Werde mich von Grund auf ändern.
Den alten Rufus Himmelstoss gibt es ab sofort nicht mehr.
Ich werde Helga und Victor geben, was sie längst verdient haben.
Meiner Frau einen guten Ehemann.
Und meinem Sohn einen vorbildlichen Vater.
Schluss mit dem Rumhuren und der Sauferei.
Morgen, Willi.
He, Rufus… Wo warst du gestern?
Ich werde alles wiedergutmachen.
Noch ist es nicht zu spät.

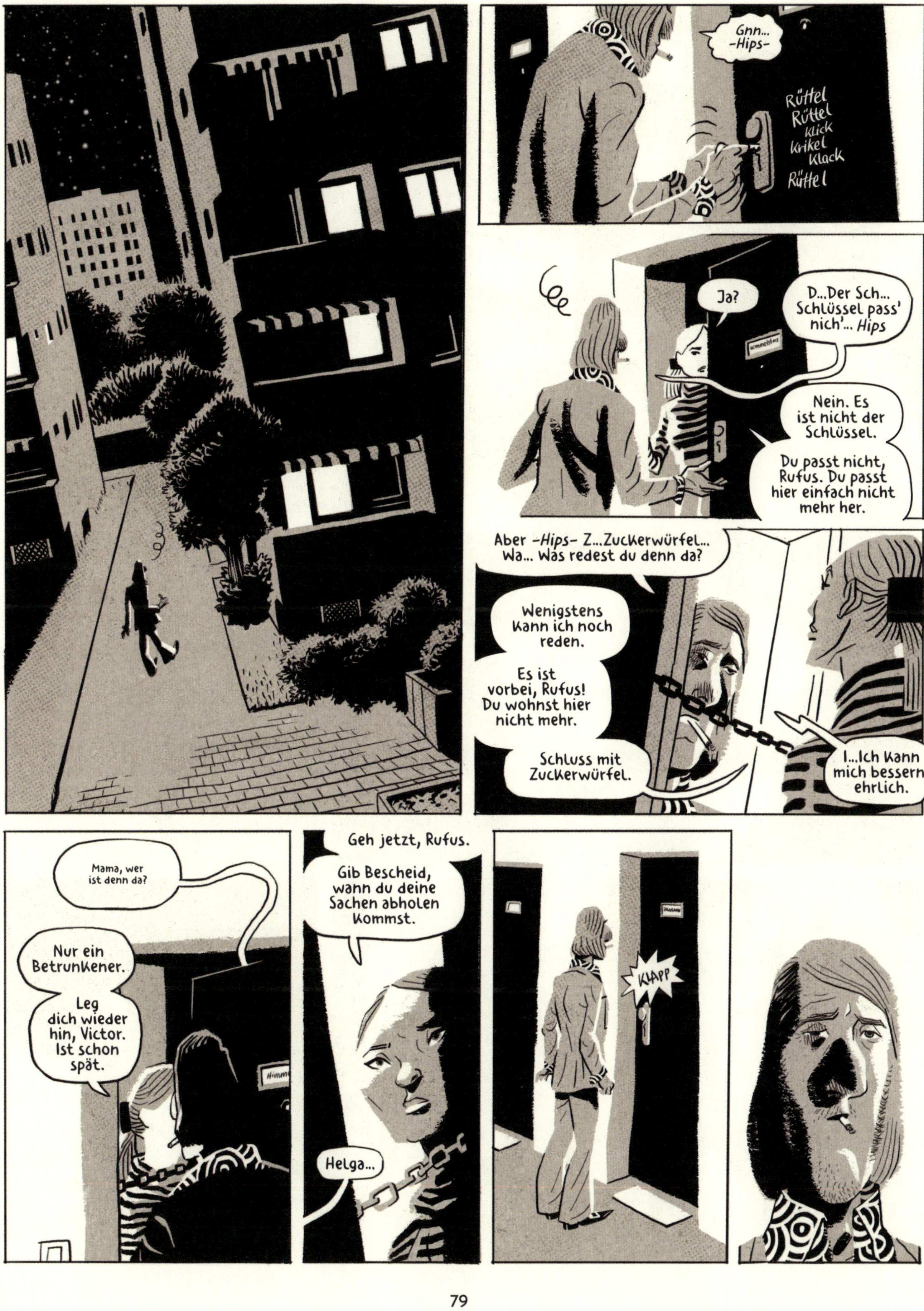
Gnn... -Hips-
Rüttel Rüttel Klick Krikel Klack Rüttel
Ja?
D...Der Sch... Schlüssel pass' nich'... Hips
Nein. Es ist nicht der Schlüssel.
Du passt nicht, Rufus. Du passt hier einfach nicht mehr her.
Aber -Hips- Z...Zuckerwürfel... Wa... Was redest du denn da?
Wenigstens kann ich noch reden.
Es ist vorbei, Rufus! Du wohnst hier nicht mehr.
Schluss mit Zuckerwürfel.
I...Ich kann mich bessern, ehrlich.
Mama, wer ist denn da?
Nur ein Betrunkener.
Leg dich wieder hin, Victor. Ist schon spät.
Geh jetzt, Rufus.
Gib Bescheid, wann du deine Sachen abholen kommst.
Helga...
KLAPP

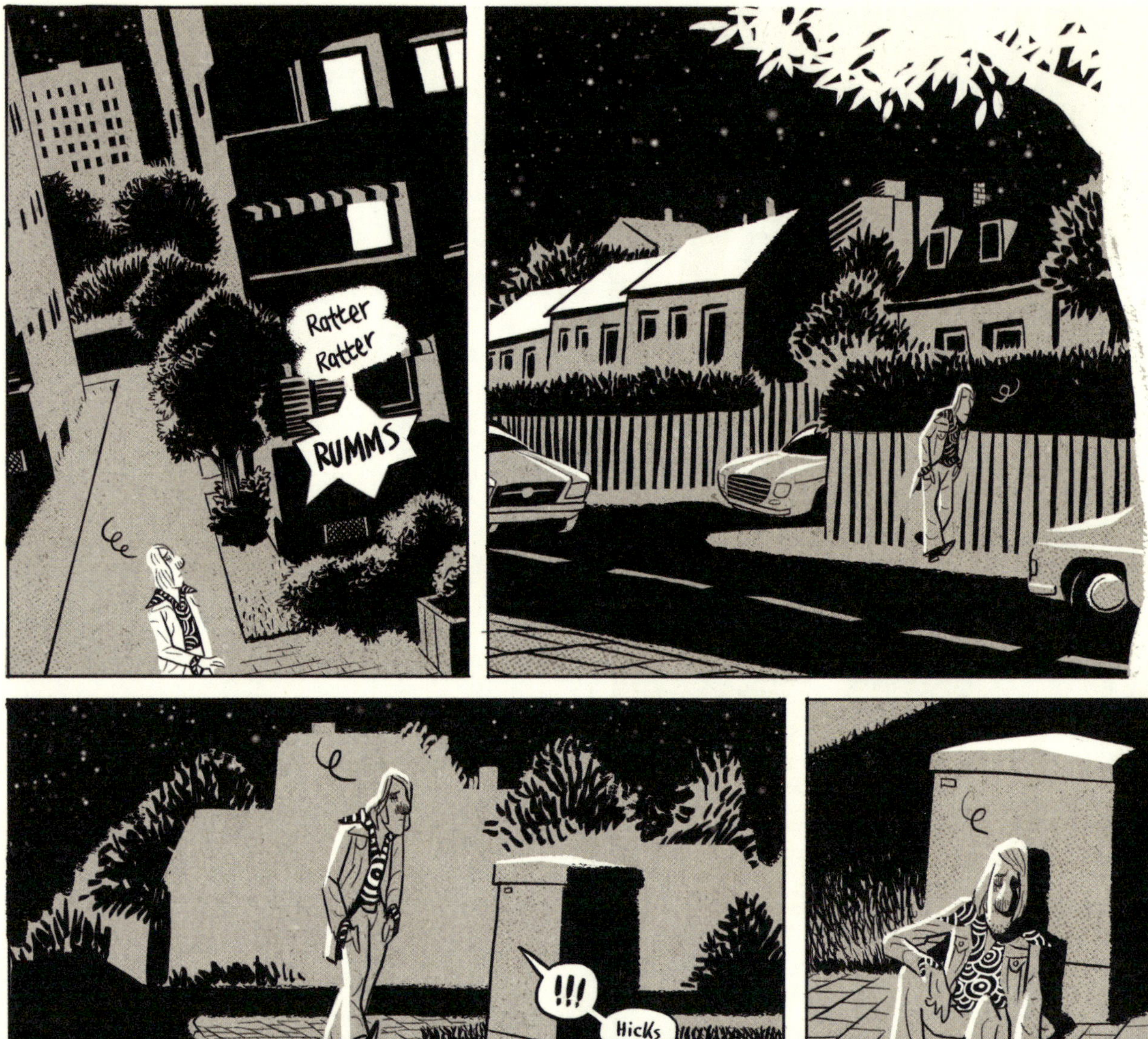
Ratter
Ratter
RUMMS
!!!
Hicks
Hmpf
KNÜLL
KNÜLL

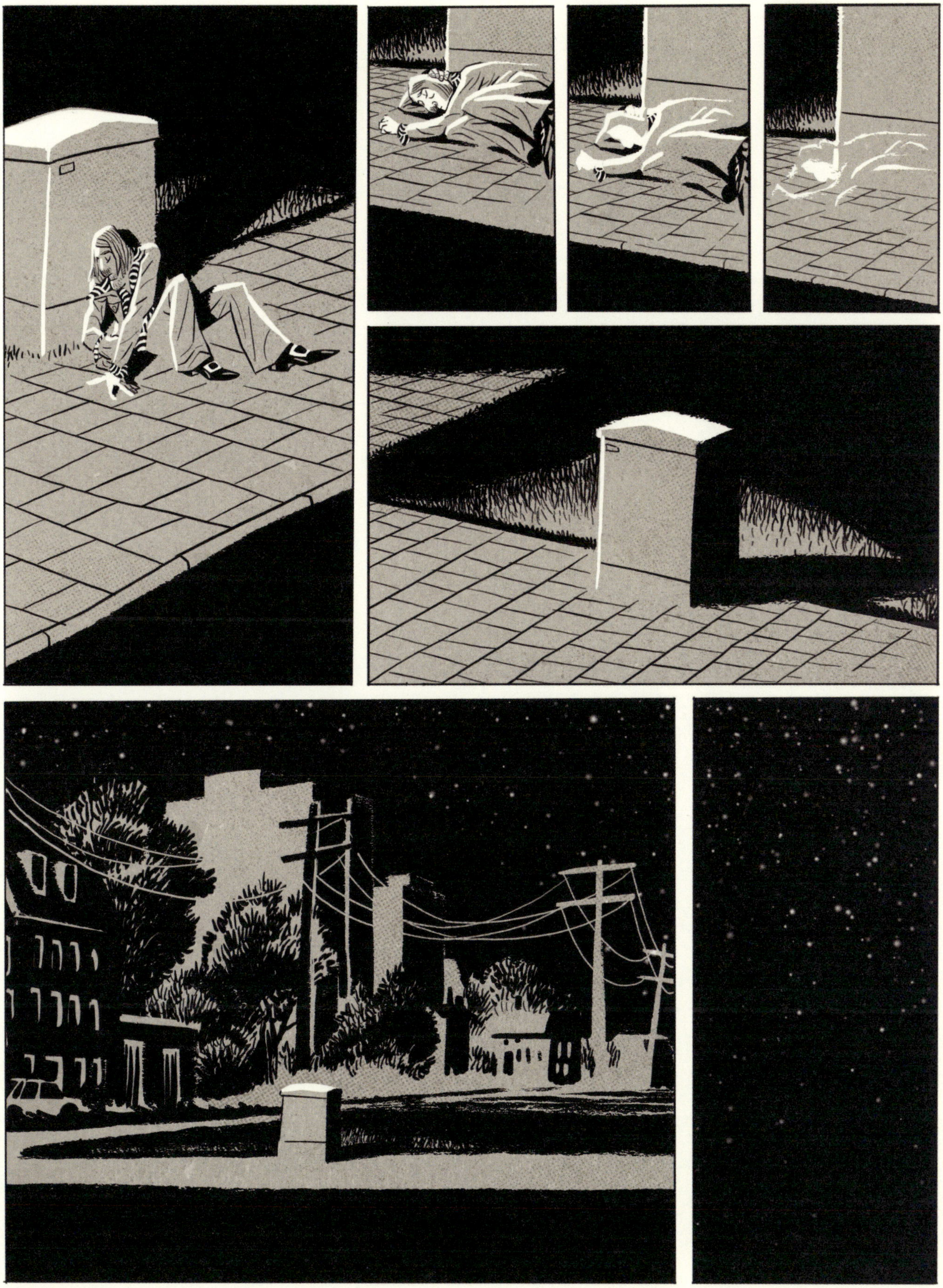

KAPITEL 5

AUF DER SUCHE

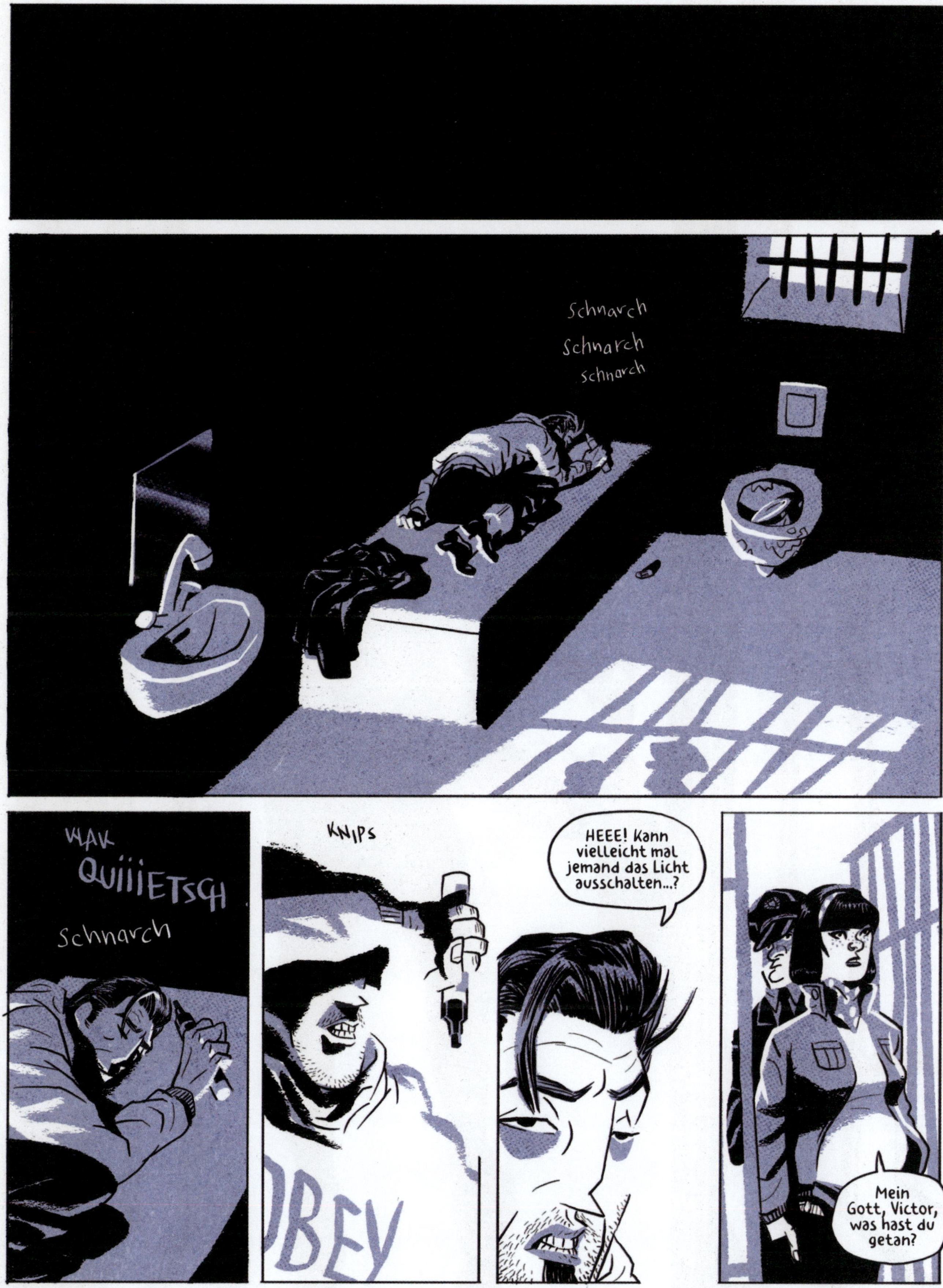
Schnarch
Schnarch
Schnarch
KLAK
QUIIIIETSCH
Schnarch
KNIPS
HEEE! Kann vielleicht mal jemand das Licht ausschalten...?
OBEY
Mein Gott, Victor, was hast du getan?

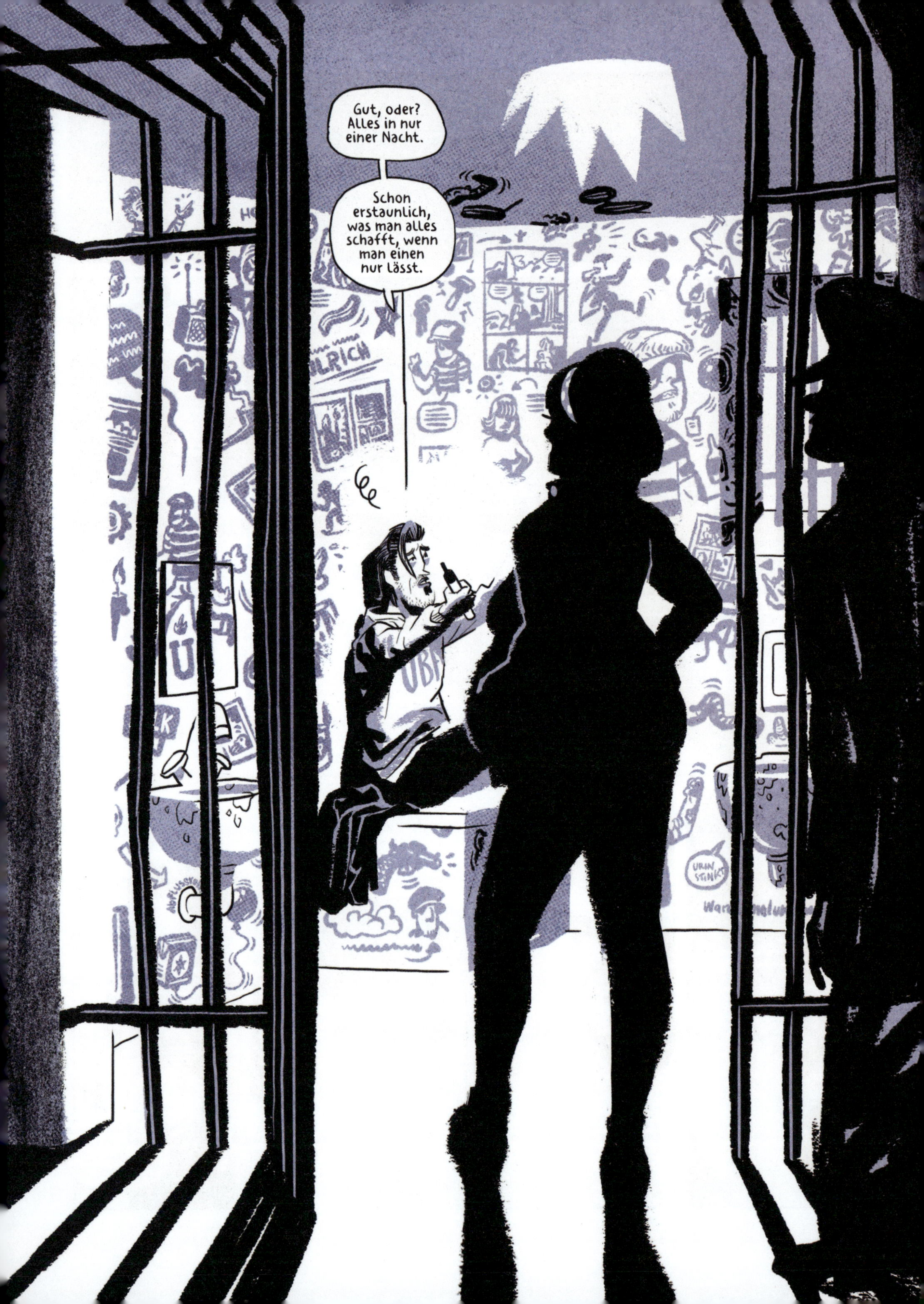
Gut, oder? Alles in nur einer Nacht.
Schon erstaunlich, was man alles schafft, wenn man einen nur lässt.
ULRICH
URIN STINKT

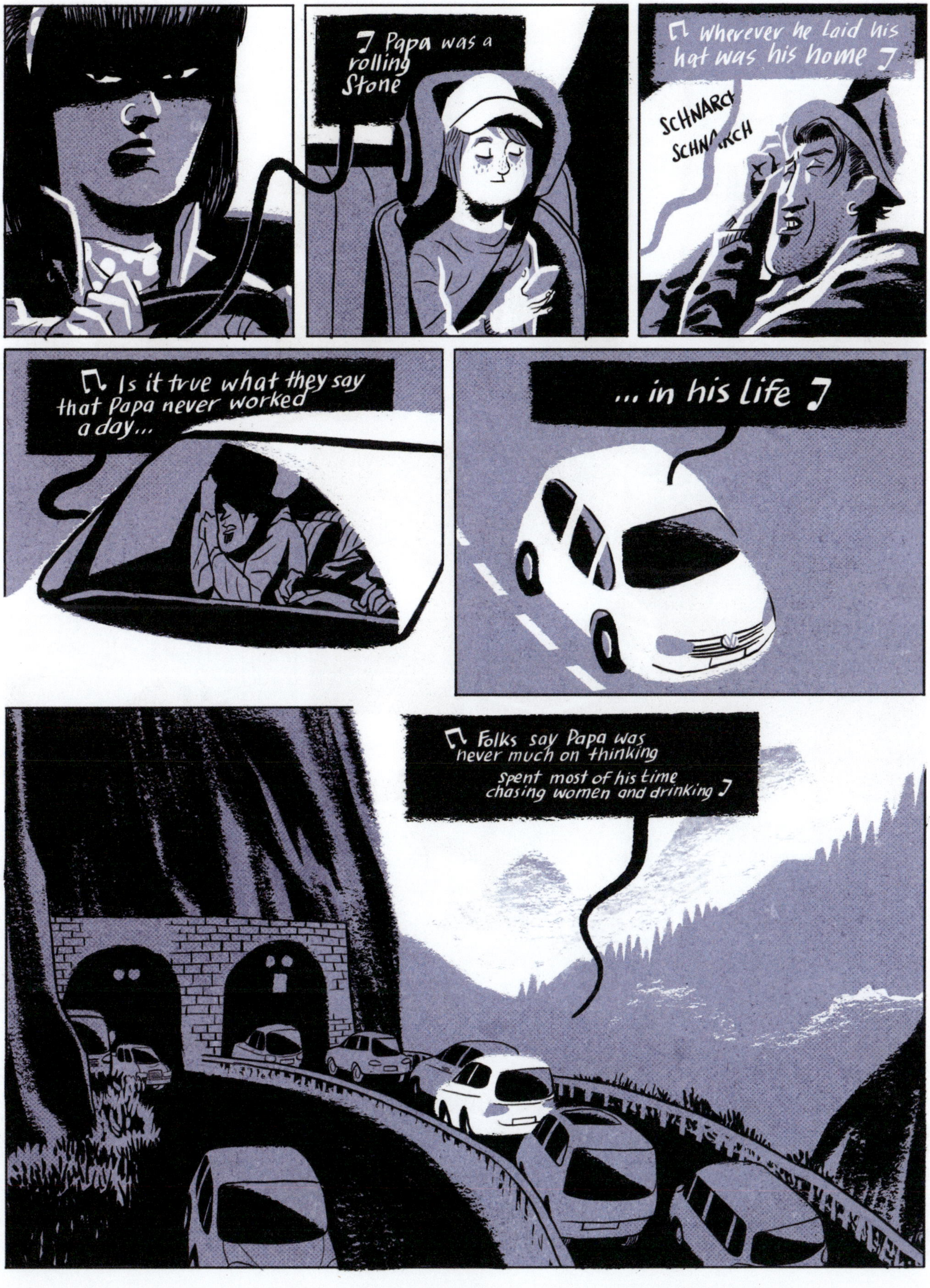
♪ Papa was a rolling Stone
♪ Wherever he laid his hat was his home ♪
SCHNARCH
SCHNARCH
♪ Is it true what they say that Papa never worked a day...
... in his life ♪
♪ Folks say Papa was never much on thinking spent most of his time chasing women and drinking ♪

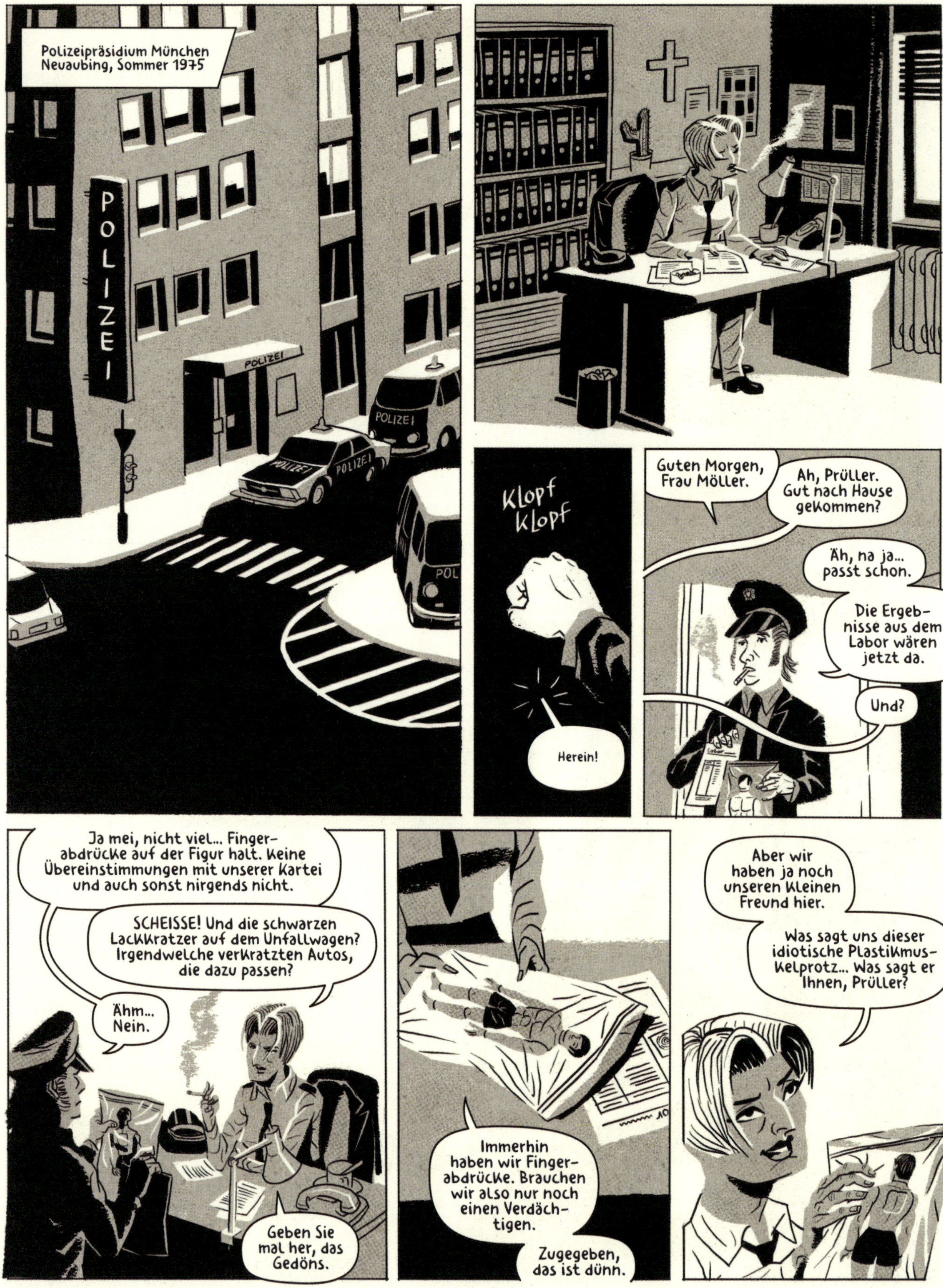

Polizeipräsidium München
Neuaubing, Sommer 1975
POLIZEI
POLIZEI
POLIZEI
POLIZEI
POLIZEI
KLOPF
KLOPF
Herein!
Guten Morgen, Frau Möller.
Ah, Prüller. Gut nach Hause gekommen?
Äh, na ja... passt schon.
Die Ergebnisse aus dem Labor wären jetzt da.
Und?
Ja mei, nicht viel... Fingerabdrücke auf der Figur halt. Keine Übereinstimmungen mit unserer Kartei und auch sonst nirgends nicht.
SCHEISSE! Und die schwarzen Lackkratzer auf dem Unfallwagen? Irgendwelche verkratzten Autos, die dazu passen?
Ähm... Nein.
Geben Sie mal her, das Gedöns.
Immerhin haben wir Fingerabdrücke. Brauchen wir also nur noch einen Verdächtigen.
Zugegeben, das ist dünn.
Aber wir haben ja noch unseren kleinen Freund hier.
Was sagt uns dieser idiotische Plastikmuskelprotz... Was sagt er Ihnen, Prüller?

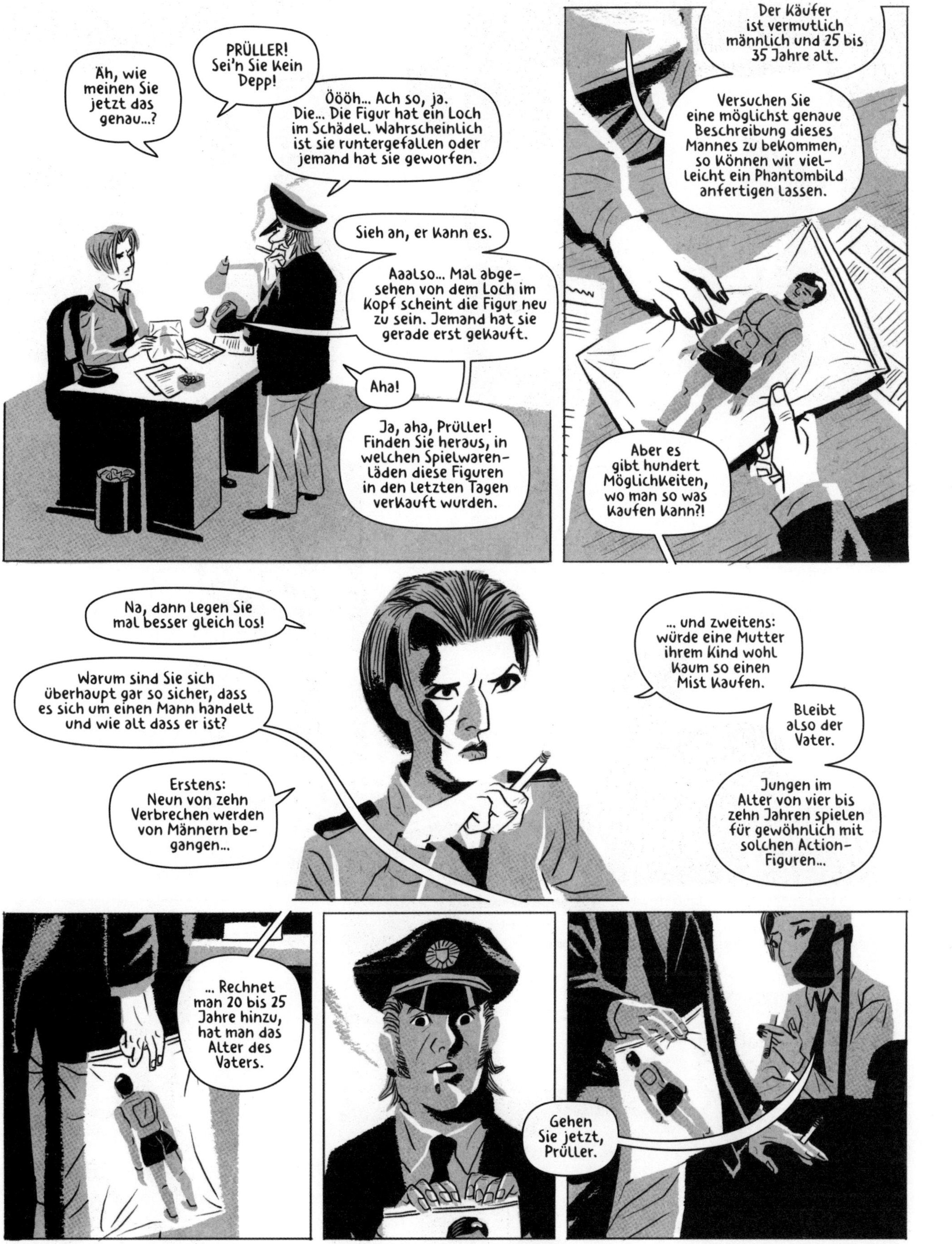

Äh, wie meinen Sie jetzt das genau…?
PRÜLLER! Sei'n Sie kein Depp!
Ööööh… Ach so, ja. Die… Die Figur hat ein Loch im Schädel. Wahrscheinlich ist sie runtergefallen oder jemand hat sie geworfen.
Sieh an, er kann es.
Aaalso… Mal abgesehen von dem Loch im Kopf scheint die Figur neu zu sein. Jemand hat sie gerade erst gekauft.
Aha!
Ja, aha, Prüller! Finden Sie heraus, in welchen Spielwarenläden diese Figuren in den letzten Tagen verkauft wurden.
Der Käufer ist vermutlich männlich und 25 bis 35 Jahre alt.
Versuchen Sie eine möglichst genaue Beschreibung dieses Mannes zu bekommen, so können wir vielleicht ein Phantombild anfertigen lassen.
Aber es gibt hundert Möglichkeiten, wo man so was kaufen kann?!
Na, dann legen Sie mal besser gleich los!
Warum sind Sie sich überhaupt gar so sicher, dass es sich um einen Mann handelt und wie alt dass er ist?
Erstens: Neun von zehn Verbrechen werden von Männern begangen…
… und zweitens: würde eine Mutter ihrem Kind wohl kaum so einen Mist kaufen.
Bleibt also der Vater.
Jungen im Alter von vier bis zehn Jahren spielen für gewöhnlich mit solchen Action-Figuren…
… Rechnet man 20 bis 25 Jahre hinzu, hat man das Alter des Vaters.
Gehen Sie jetzt, Prüller.

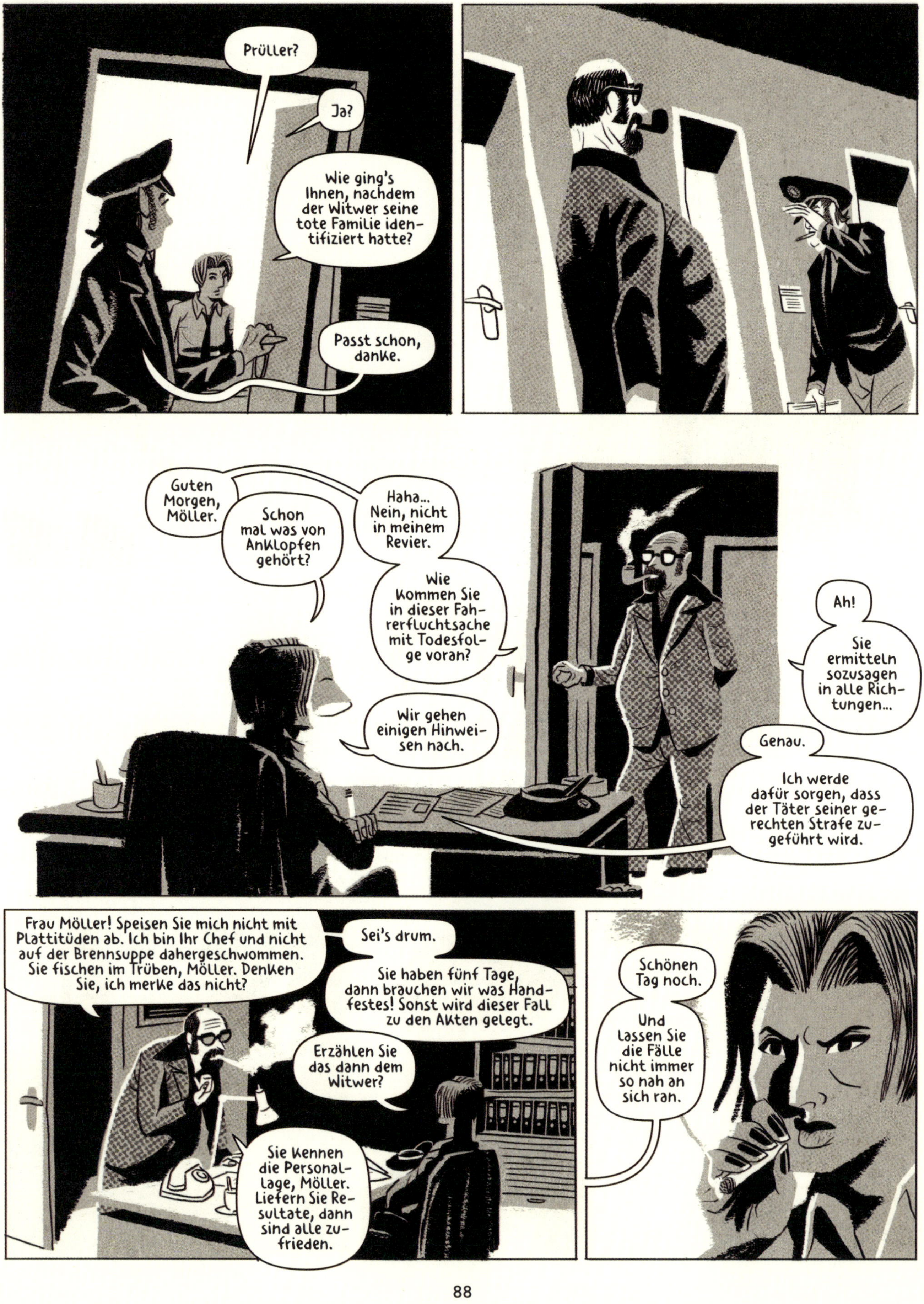

Prüller?
Ja?
Wie ging's Ihnen, nachdem der Witwer seine tote Familie identifiziert hatte?
Passt schon, danke.
Guten Morgen, Möller.
Schon mal was von Anklopfen gehört?
Haha... Nein, nicht in meinem Revier.
Wie kommen Sie in dieser Fahrerfluchtsache mit Todesfolge voran?
Wir gehen einigen Hinweisen nach.
Ah!
Sie ermitteln sozusagen in alle Richtungen...
Genau.
Ich werde dafür sorgen, dass der Täter seiner gerechten Strafe zugeführt wird.
Frau Möller! Speisen Sie mich nicht mit Plattitüden ab. Ich bin Ihr Chef und nicht auf der Brennsuppe dahergeschwommen. Sie fischen im Trüben, Möller. Denken Sie, ich merke das nicht?
Sei's drum.
Sie haben fünf Tage, dann brauchen wir was Handfestes! Sonst wird dieser Fall zu den Akten gelegt.
Erzählen Sie das dann dem Witwer?
Sie kennen die Personallage, Möller. Liefern Sie Resultate, dann sind alle zufrieden.
Schönen Tag noch.
Und lassen Sie die Fälle nicht immer so nah an sich ran.

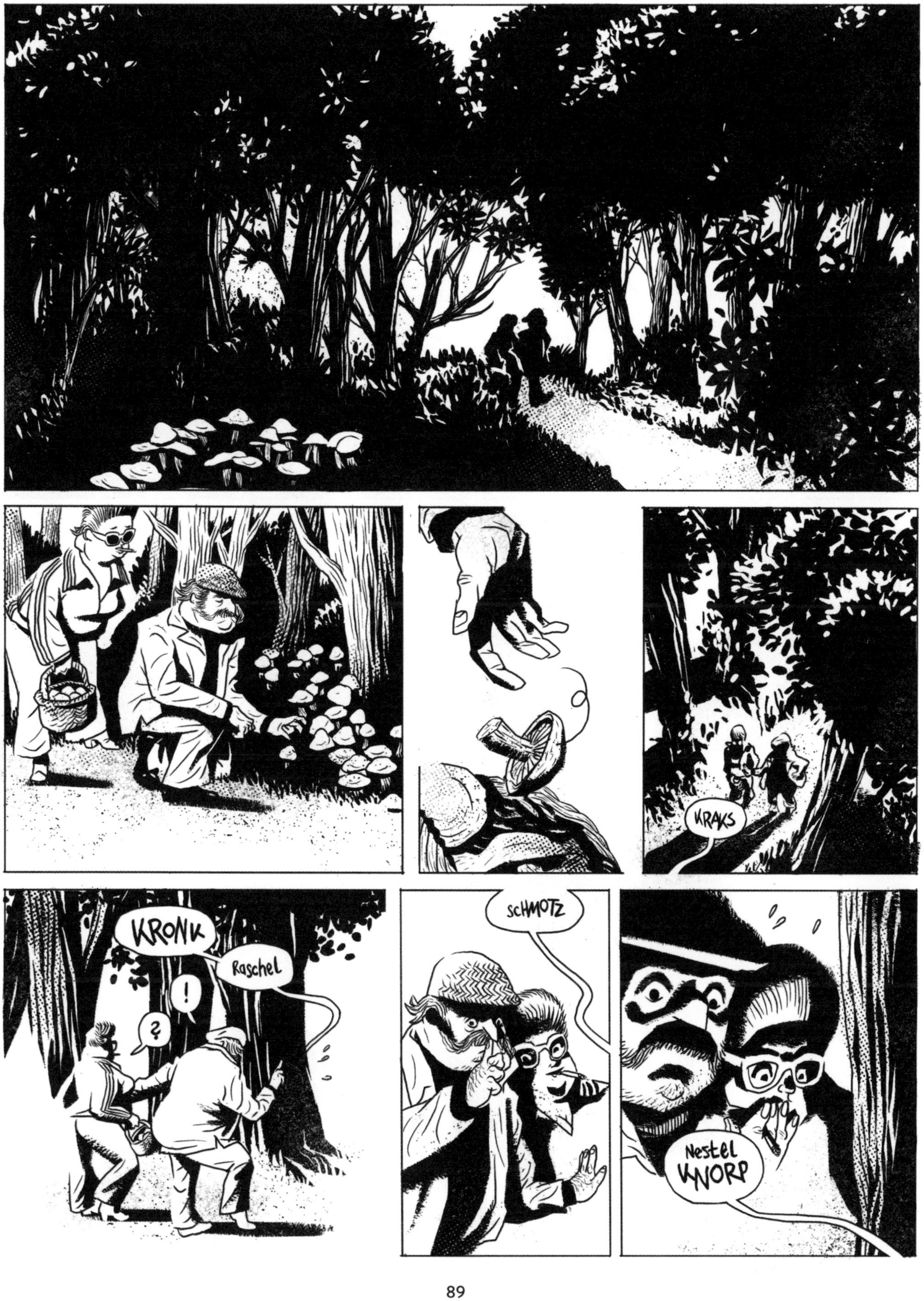
KRAKS
KRONK
Raschel
!
?
SCHMOTZ
Nestel
KNORP

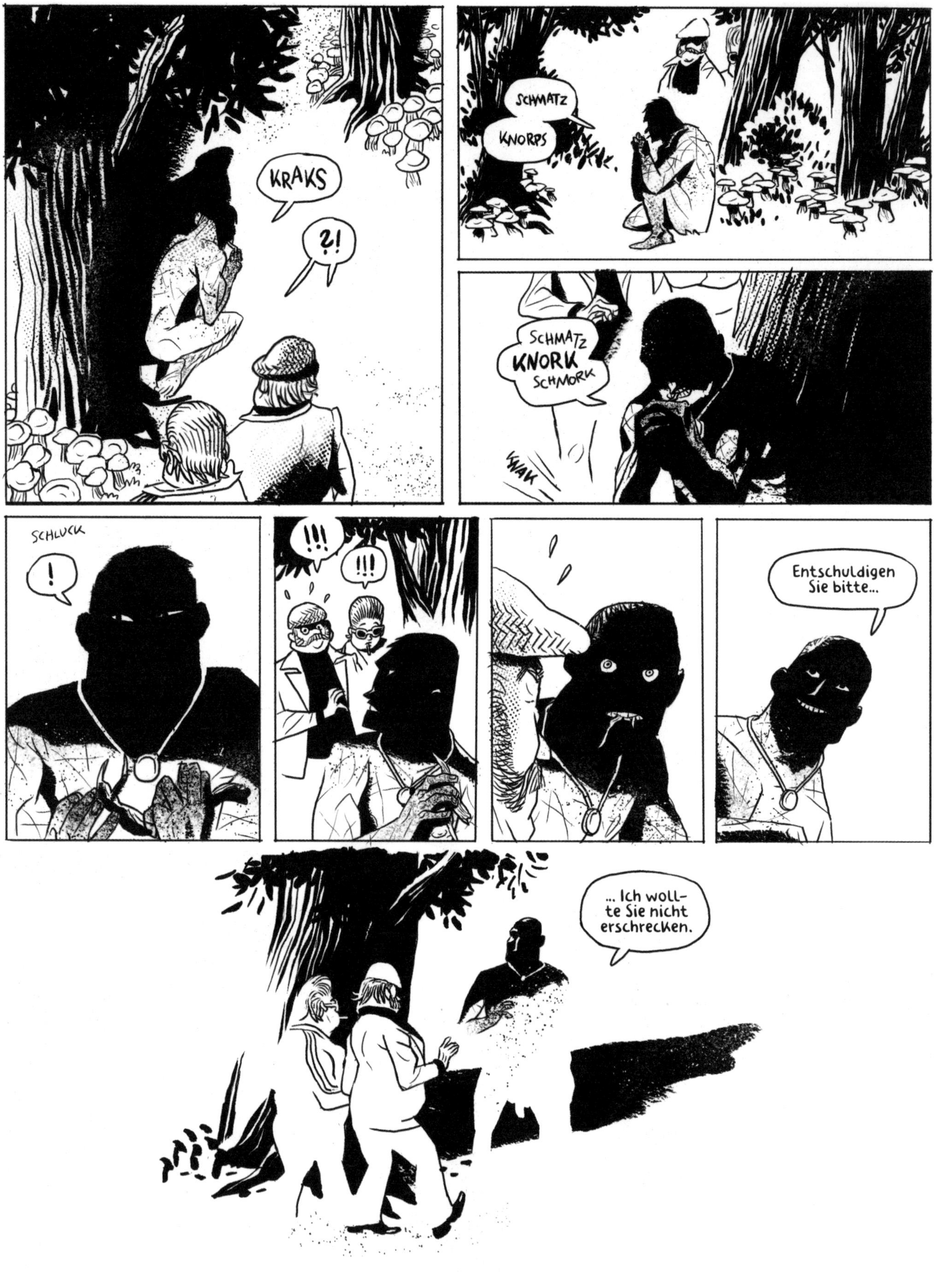
KRAKS
?!
SCHMATZ
KNORPS
SCHMATZ
KNORK
SCHMORK
KNAK
SCHLUCK
!
!!!
!!!
Entschuldigen Sie bitte...
... Ich wollte Sie nicht erschrecken.

KAPITEL 6

EINE NEUE HEIMAT

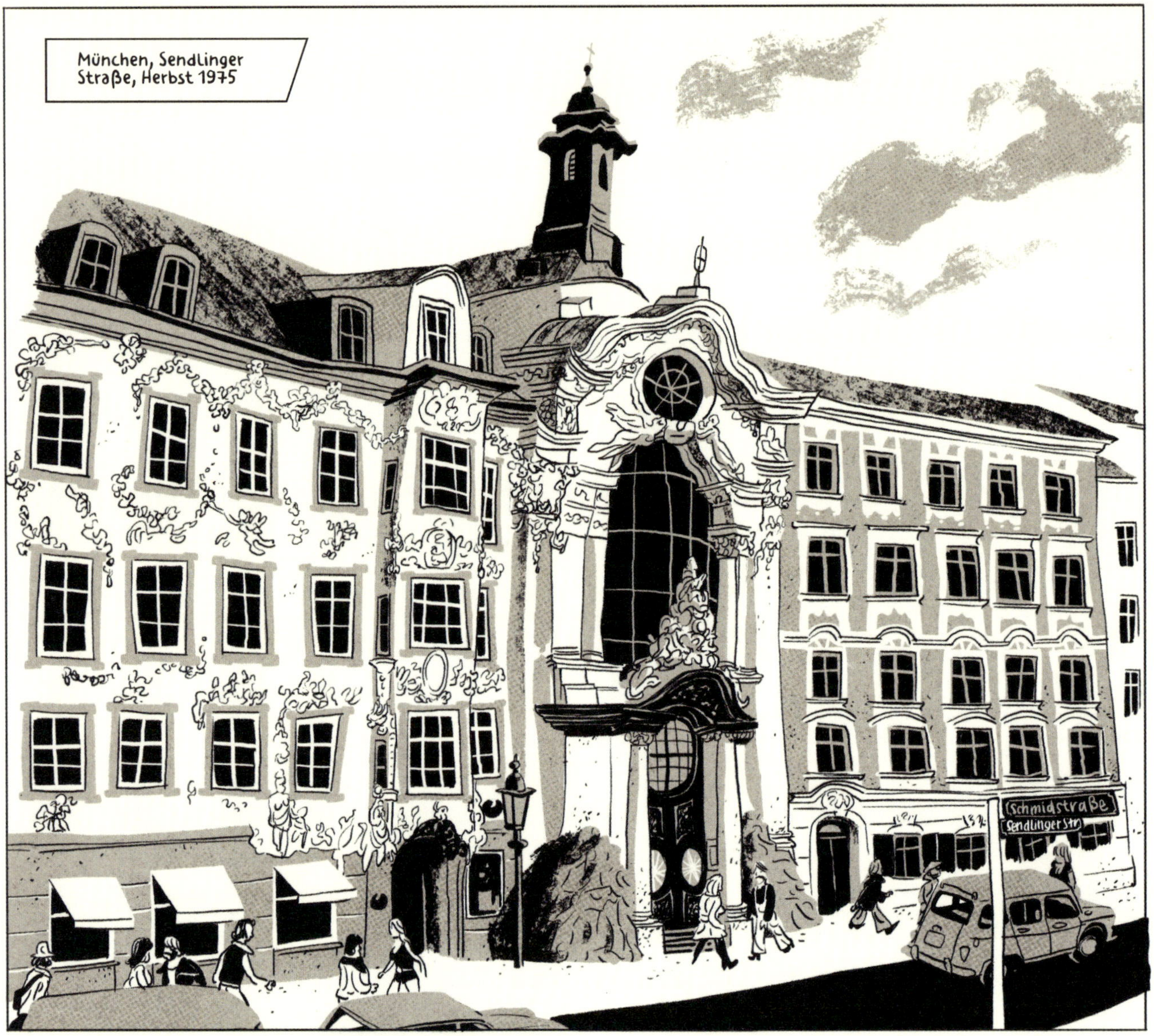
München, Sendlinger Straße, Herbst 1975
Schmidstraße
Sendlinger Str.

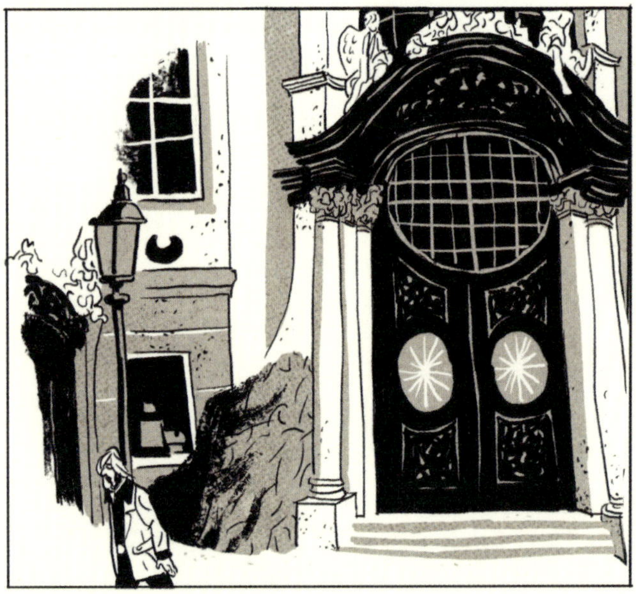

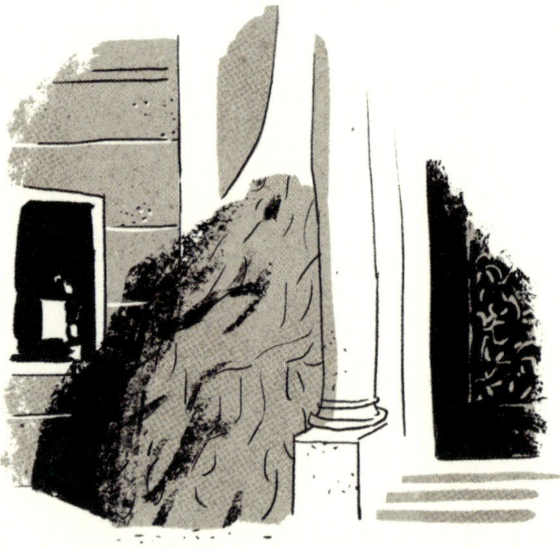

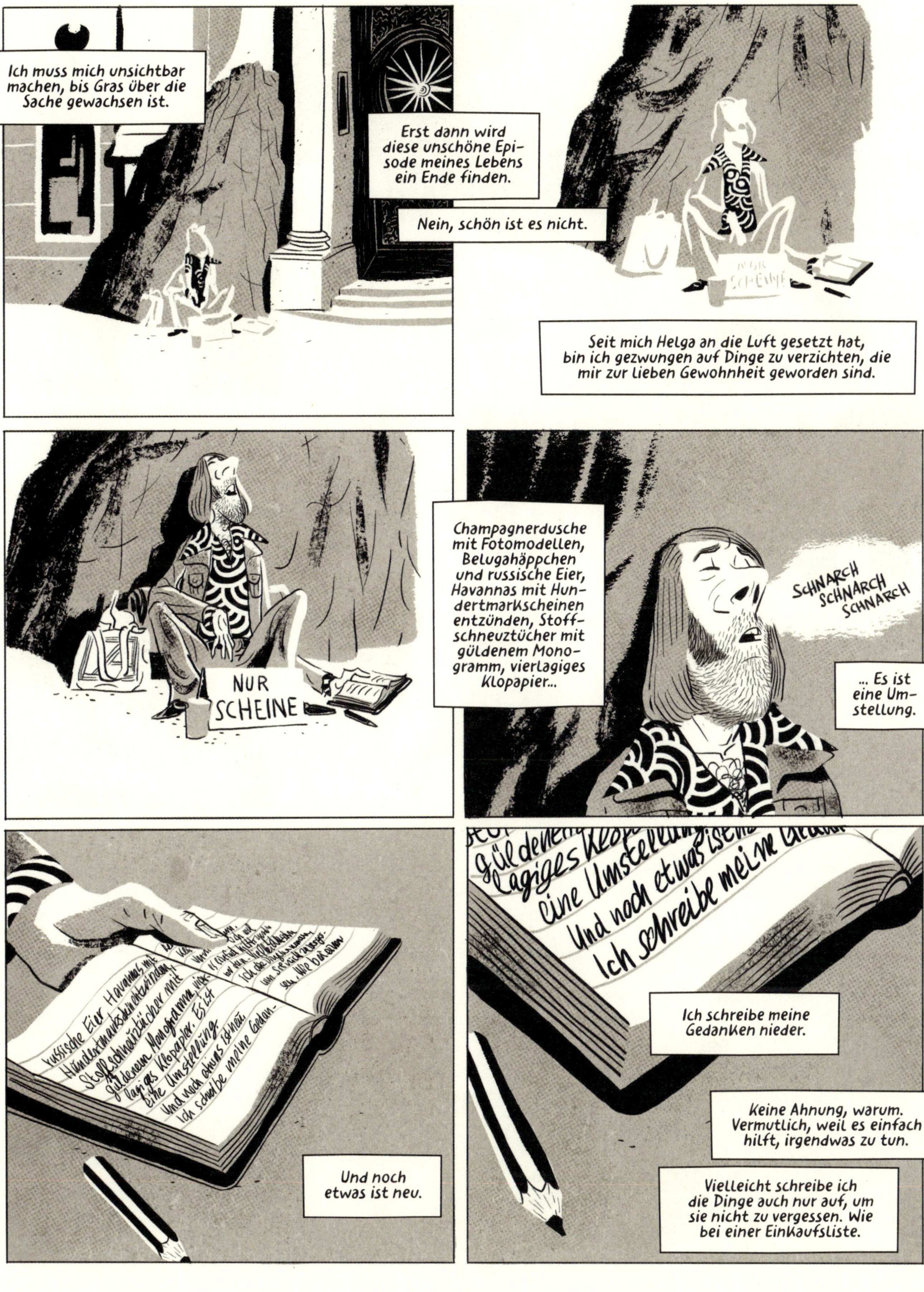
Ich muss mich unsichtbar machen, bis Gras über die Sache gewachsen ist.
Erst dann wird diese unschöne Episode meines Lebens ein Ende finden.
Nein, schön ist es nicht.
Seit mich Helga an die Luft gesetzt hat, bin ich gezwungen auf Dinge zu verzichten, die mir zur lieben Gewohnheit geworden sind.
NUR SCHEINE
Champagnerdusche mit Fotomodellen, Belugahäppchen und russische Eier, Havannas mit Hundertmarkscheinen entzünden, Stoffschneuztücher mit güldenem Monogramm, vierlagiges Klopapier...
SCHNARCH SCHNARCH SCHNARCH
... Es ist eine Umstellung.
Und noch etwas ist neu.
Ich schreibe meine Gedanken nieder.
Keine Ahnung, warum. Vermutlich, weil es einfach hilft, irgendwas zu tun.
Vielleicht schreibe ich die Dinge auch nur auf, um sie nicht zu vergessen. Wie bei einer Einkaufsliste.

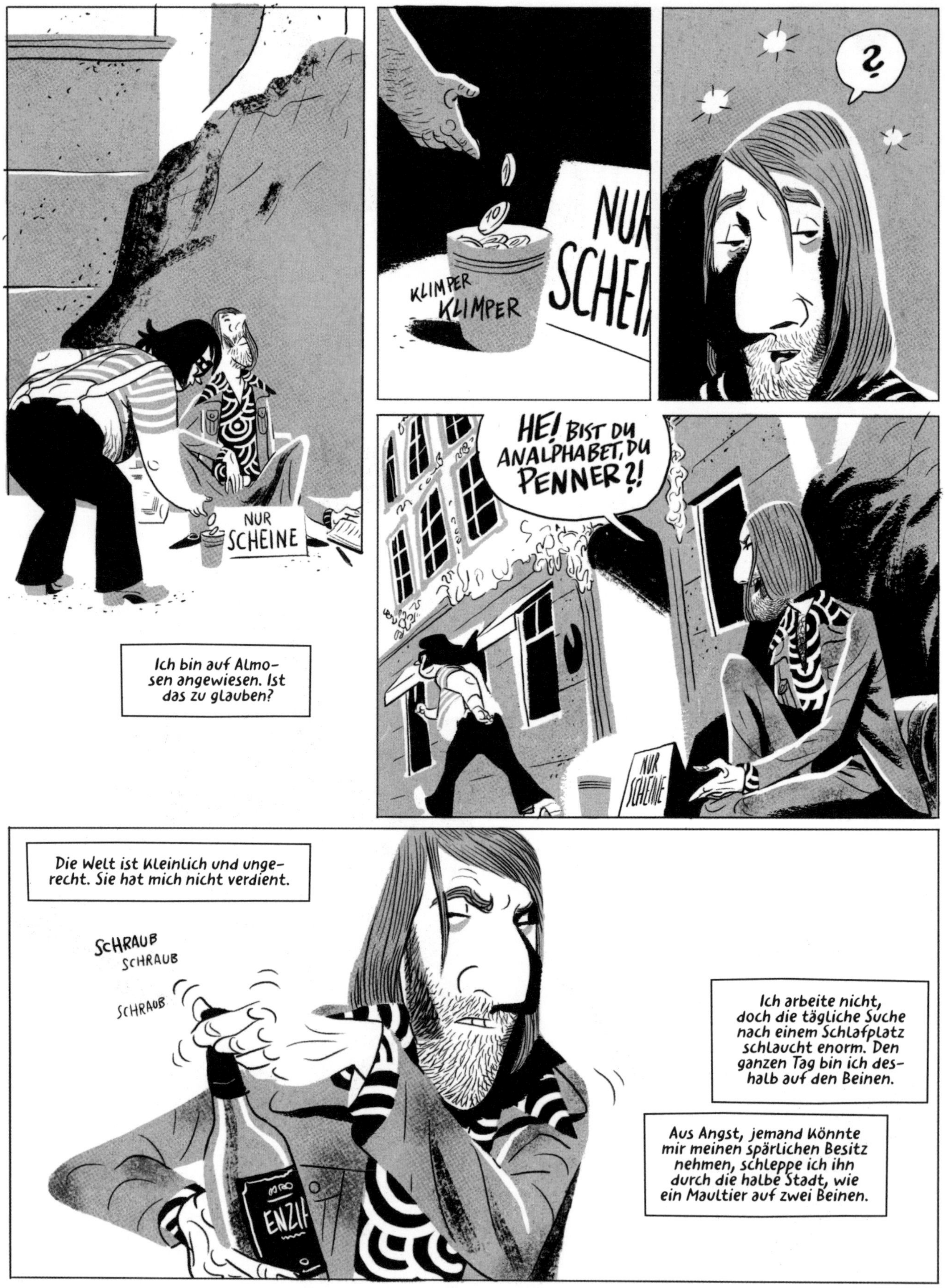
NUR SCHEINE
Ich bin auf Almosen angewiesen. Ist das zu glauben?
KLIMPER KLIMPER
NUR SCHEI
?
HE! BIST DU ANALPHABET, DU PENNER?!
NUR SCHEINE
Die Welt ist kleinlich und ungerecht. Sie hat mich nicht verdient.
SCHRAUB SCHRAUB SCHRAUB
Ich arbeite nicht, doch die tägliche Suche nach einem Schlafplatz schlaucht enorm. Den ganzen Tag bin ich deshalb auf den Beinen.
Aus Angst, jemand könnte mir meinen spärlichen Besitz nehmen, schleppe ich ihn durch die halbe Stadt, wie ein Maultier auf zwei Beinen.

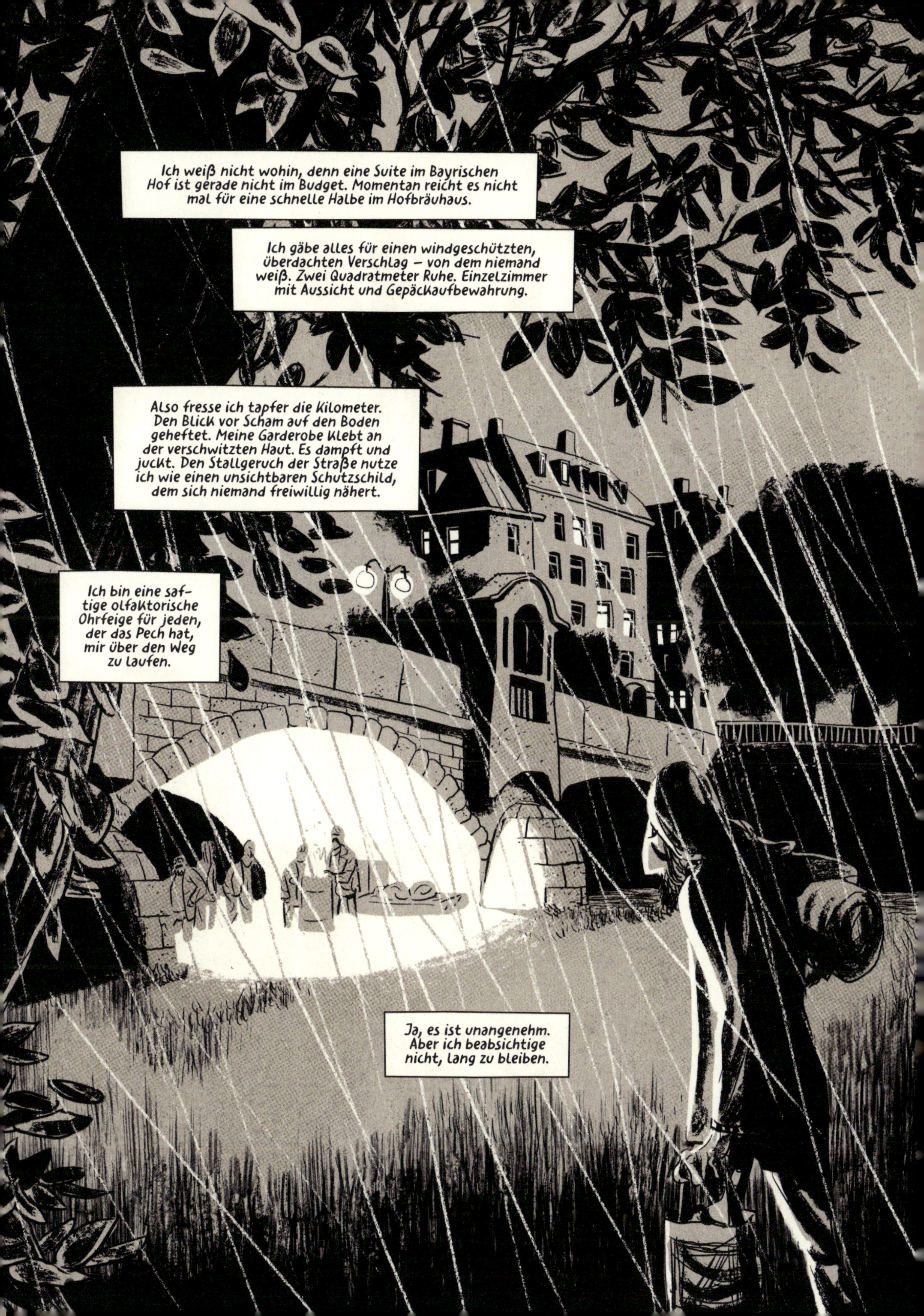
Ich weiß nicht wohin, denn eine Suite im Bayrischen Hof ist gerade nicht im Budget. Momentan reicht es nicht mal für eine schnelle Halbe im Hofbräuhaus.
Ich gäbe alles für einen windgeschützten, überdachten Verschlag – von dem niemand weiß. Zwei Quadratmeter Ruhe. Einzelzimmer mit Aussicht und Gepäckaufbewahrung.
Also fresse ich tapfer die Kilometer. Den Blick vor Scham auf den Boden geheftet. Meine Garderobe klebt an der verschwitzten Haut. Es dampft und juckt. Den Stallgeruch der Straße nutze ich wie einen unsichtbaren Schutzschild, dem sich niemand freiwillig nähert.
Ich bin eine saftige olfaktorische Ohrfeige für jeden, der das Pech hat, mir über den Weg zu laufen.
Ja, es ist unangenehm. Aber ich beabsichtige nicht, lang zu bleiben.

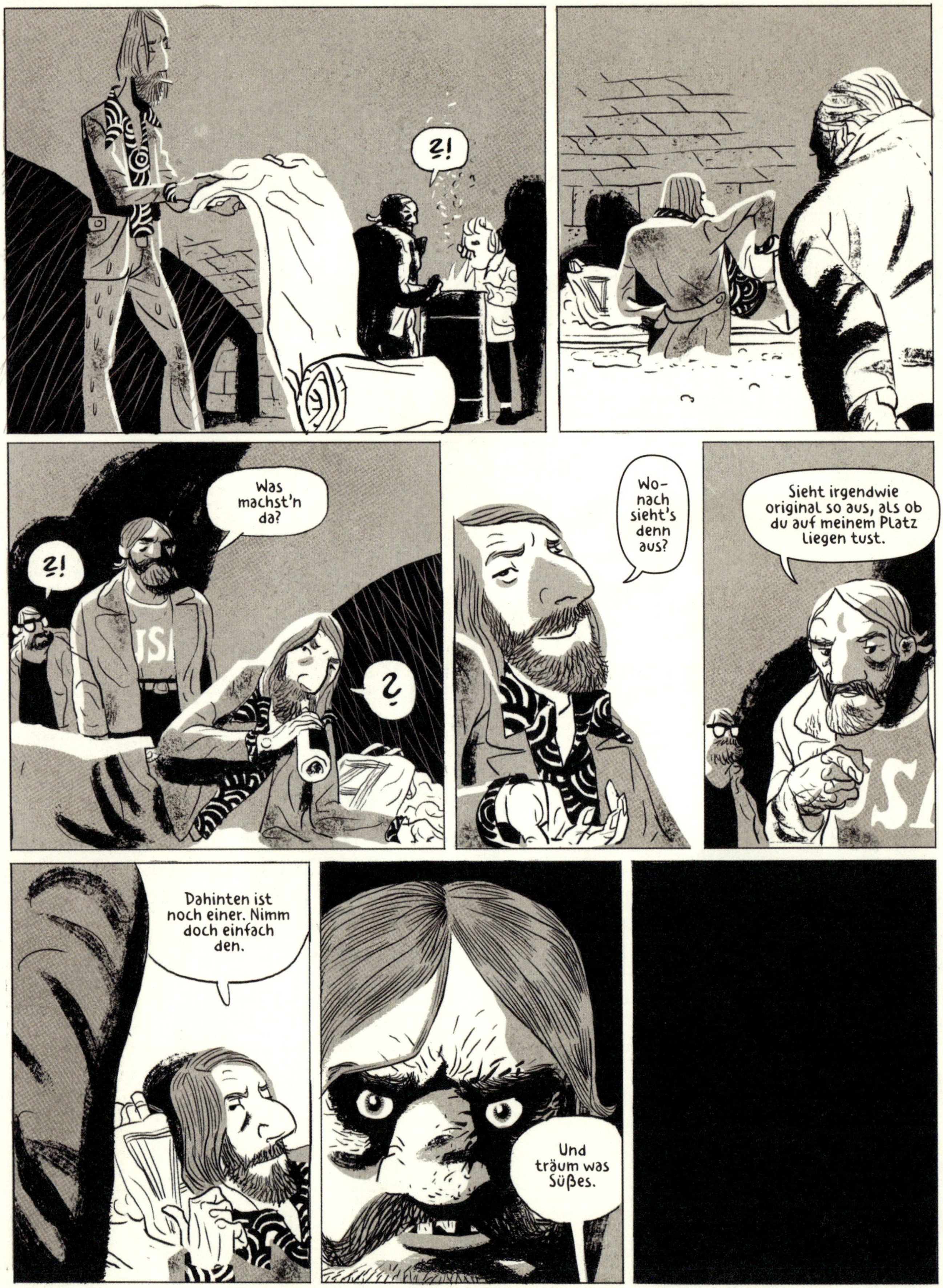
?!
Was machst'n da?
?!
?
Wo-nach sieht's denn aus?
Sieht irgendwie original so aus, als ob du auf meinem Platz liegen tust.
USA
Dahinten ist noch einer. Nimm doch einfach den.
Und träum was Süßes.

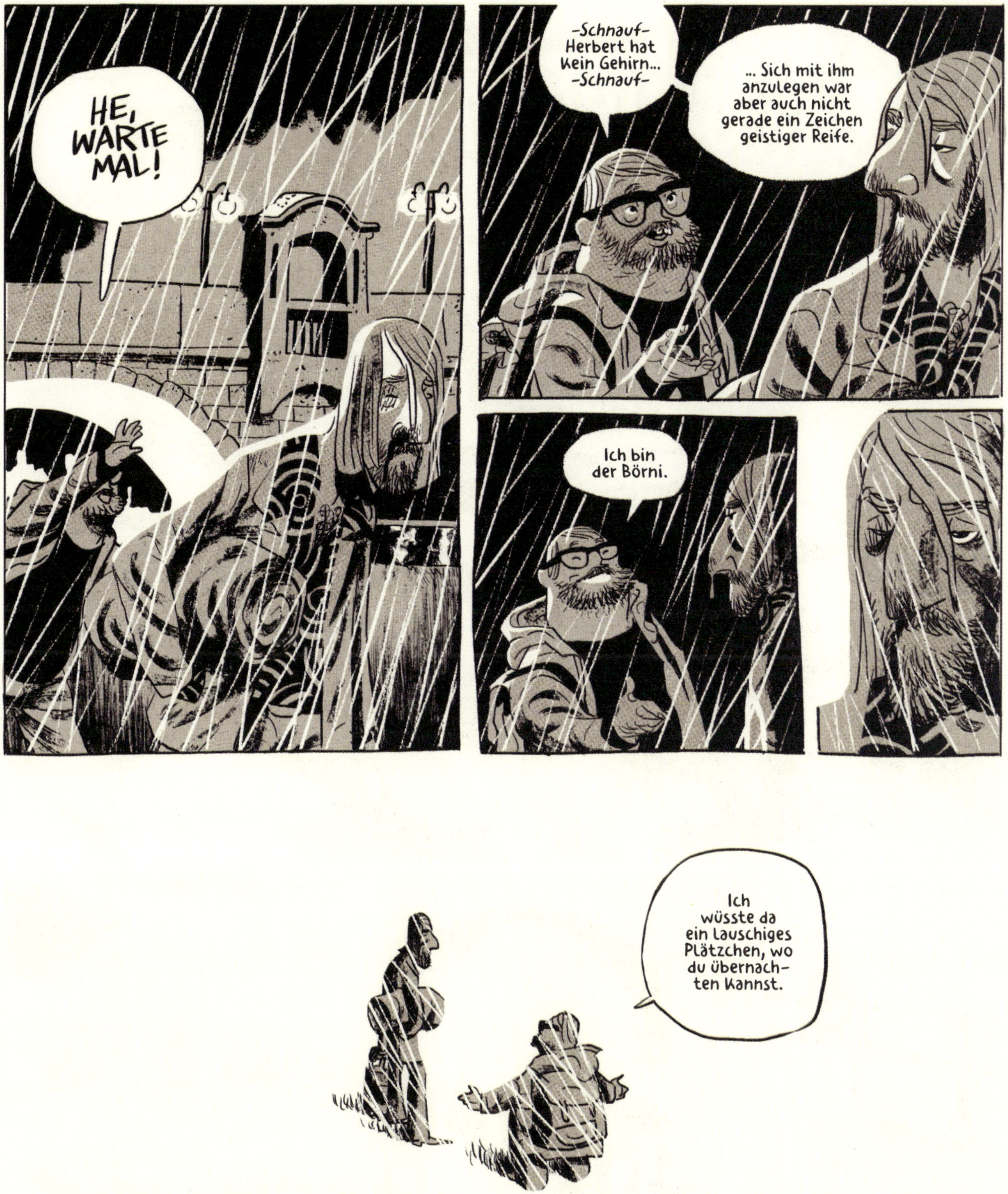
HE, WARTE MAL!
-Schnauf- Herbert hat kein Gehirn... -Schnauf-
... Sich mit ihm anzulegen war aber auch nicht gerade ein Zeichen geistiger Reife.
Ich bin der Börni.
Ich wüsste da ein lauschiges Plätzchen, wo du übernachten kannst.

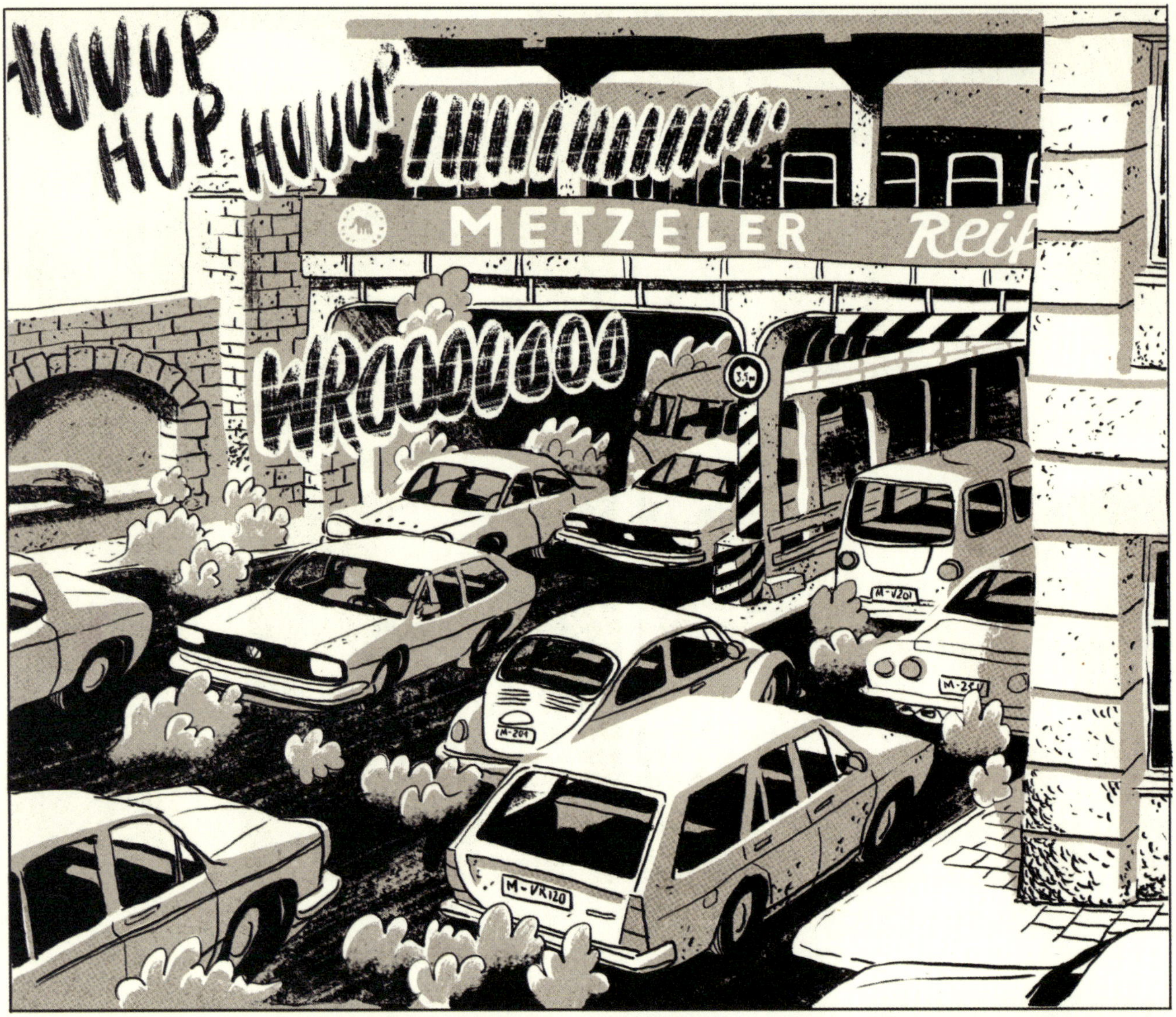
HUUUP
HUP HUUUP
METZELER Reif
WROOOOOOOO
M-VR201
M-201
M-VR120
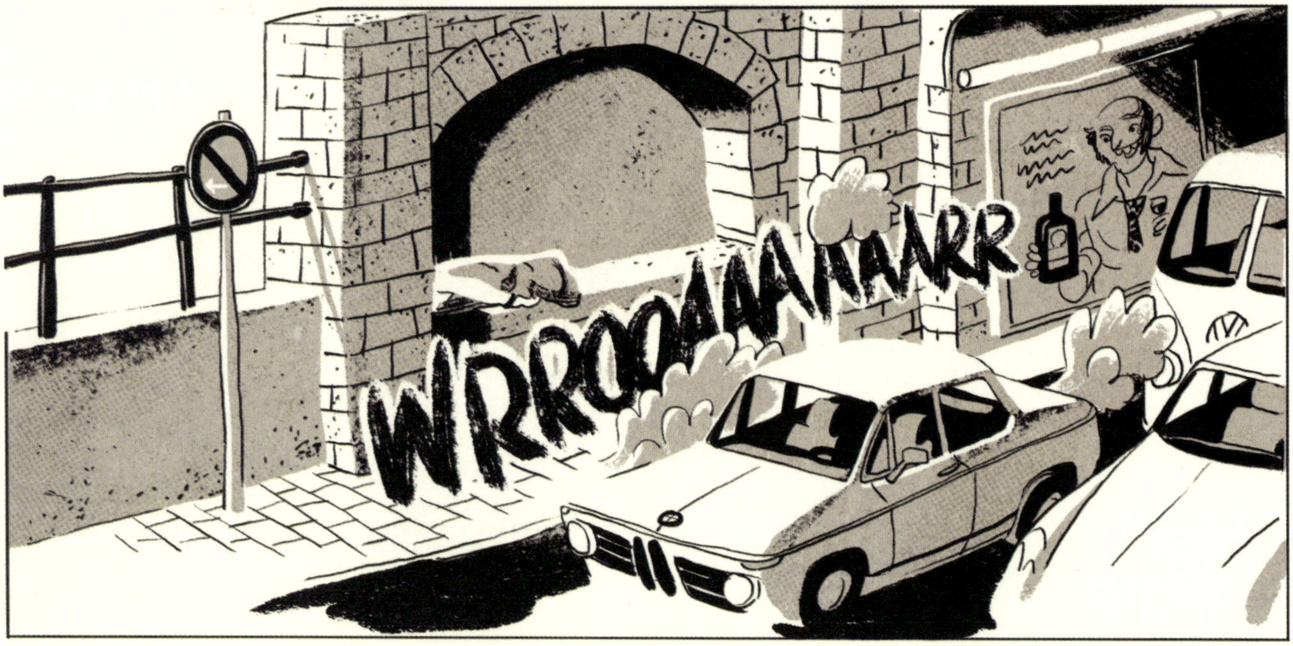
WRRROOAAAAAAARR

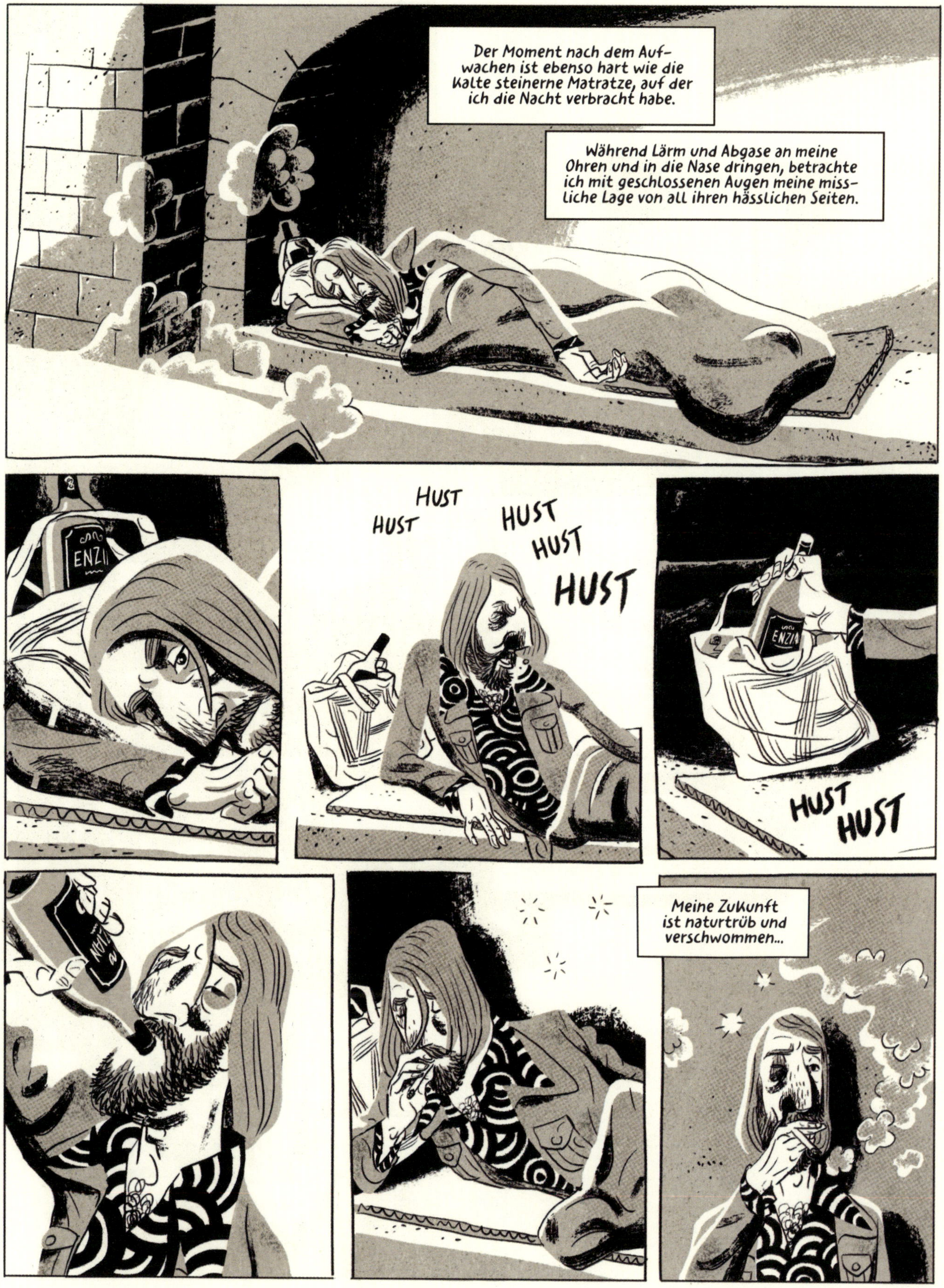
Der Moment nach dem Aufwachen ist ebenso hart wie die kalte steinerne Matratze, auf der ich die Nacht verbracht habe.
Während Lärm und Abgase an meine Ohren und in die Nase dringen, betrachte ich mit geschlossenen Augen meine missliche Lage von all ihren hässlichen Seiten.
ENZI
HUST
HUST
HUST
HUST
HUST
ENZI
HUST
HUST
Meine Zukunft ist naturtrüb und verschwommen...

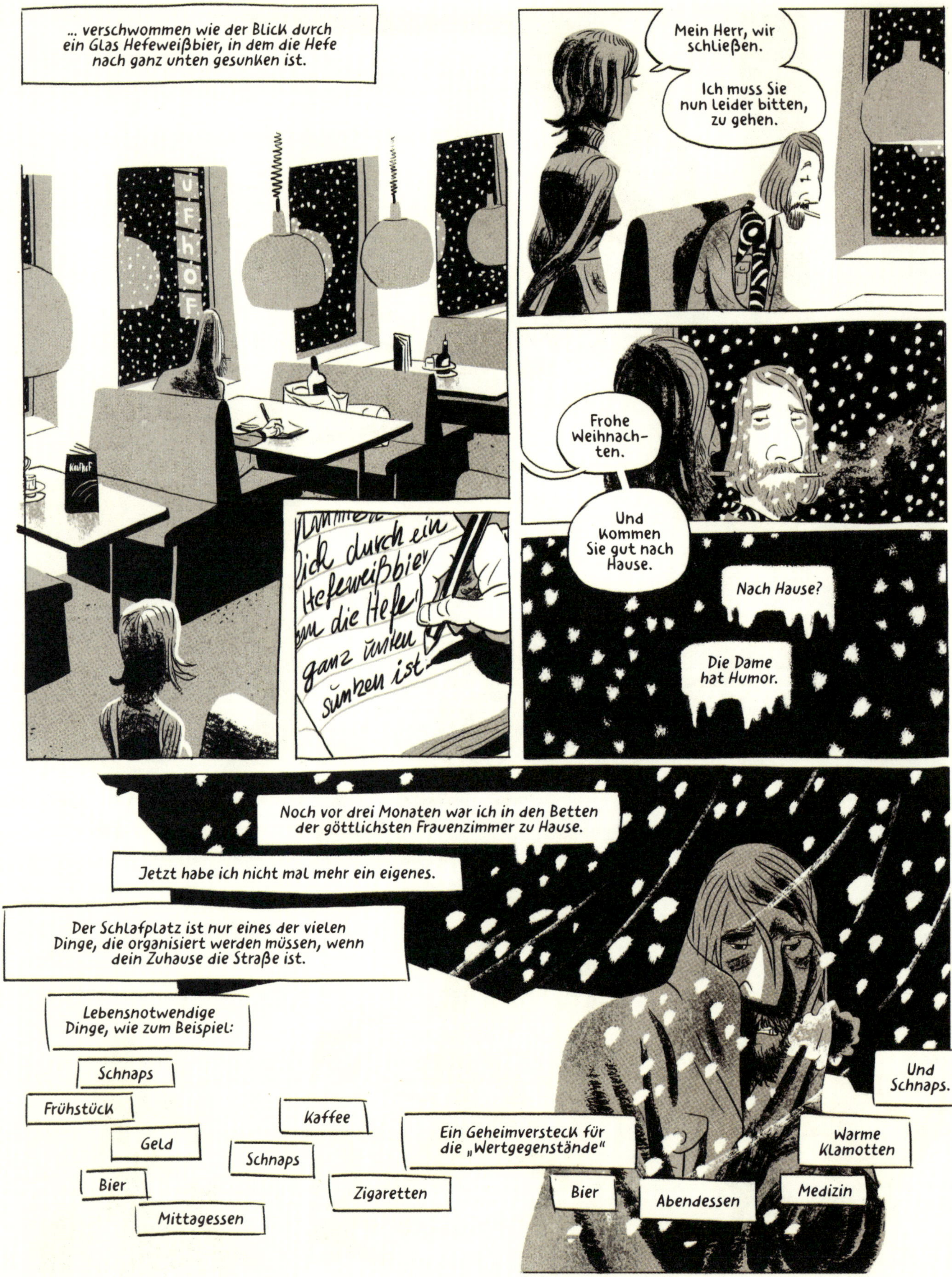
… verschwommen wie der Blick durch ein Glas Hefeweißbier, in dem die Hefe nach ganz unten gesunken ist.
UFHOF
Kaufhof
Blick durch ein Hefeweißbier, in die Hefe ganz unten sunken ist.
Mein Herr, wir schließen.
Ich muss Sie nun leider bitten, zu gehen.
Frohe Weihnachten.
Und kommen Sie gut nach Hause.
Nach Hause?
Die Dame hat Humor.
Noch vor drei Monaten war ich in den Betten der göttlichsten Frauenzimmer zu Hause.
Jetzt habe ich nicht mal mehr ein eigenes.
Der Schlafplatz ist nur eines der vielen Dinge, die organisiert werden müssen, wenn dein Zuhause die Straße ist.
Lebensnotwendige Dinge, wie zum Beispiel:
Schnaps
Frühstück
Geld
Bier
Mittagessen
Schnaps
Kaffee
Zigaretten
Ein Geheimversteck für die „Wertgegenstände"
Bier
Abendessen
Medizin
Warme Klamotten
Und Schnaps.

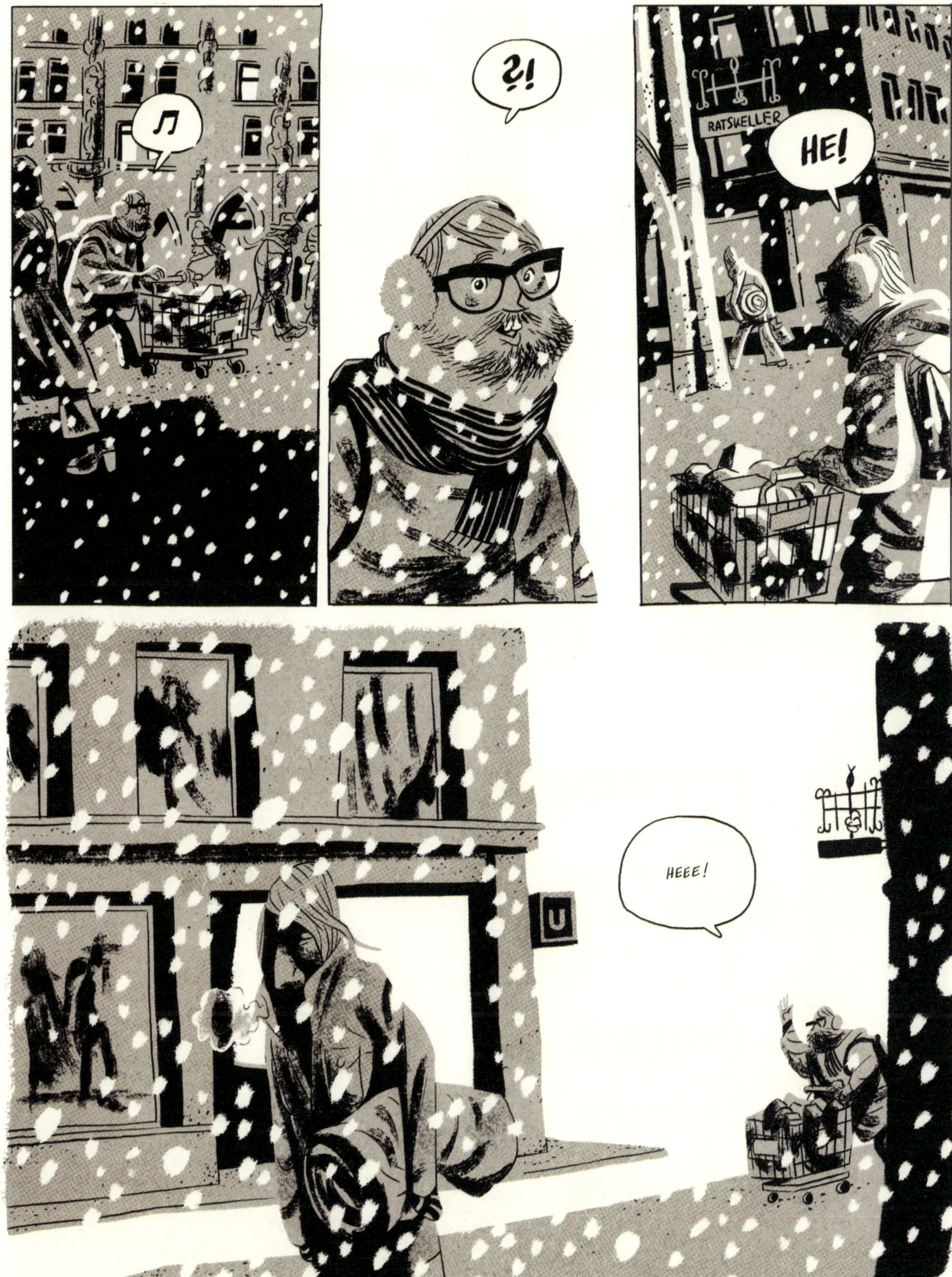

♫
?!
RATSKELLER
HE!
HEEE!

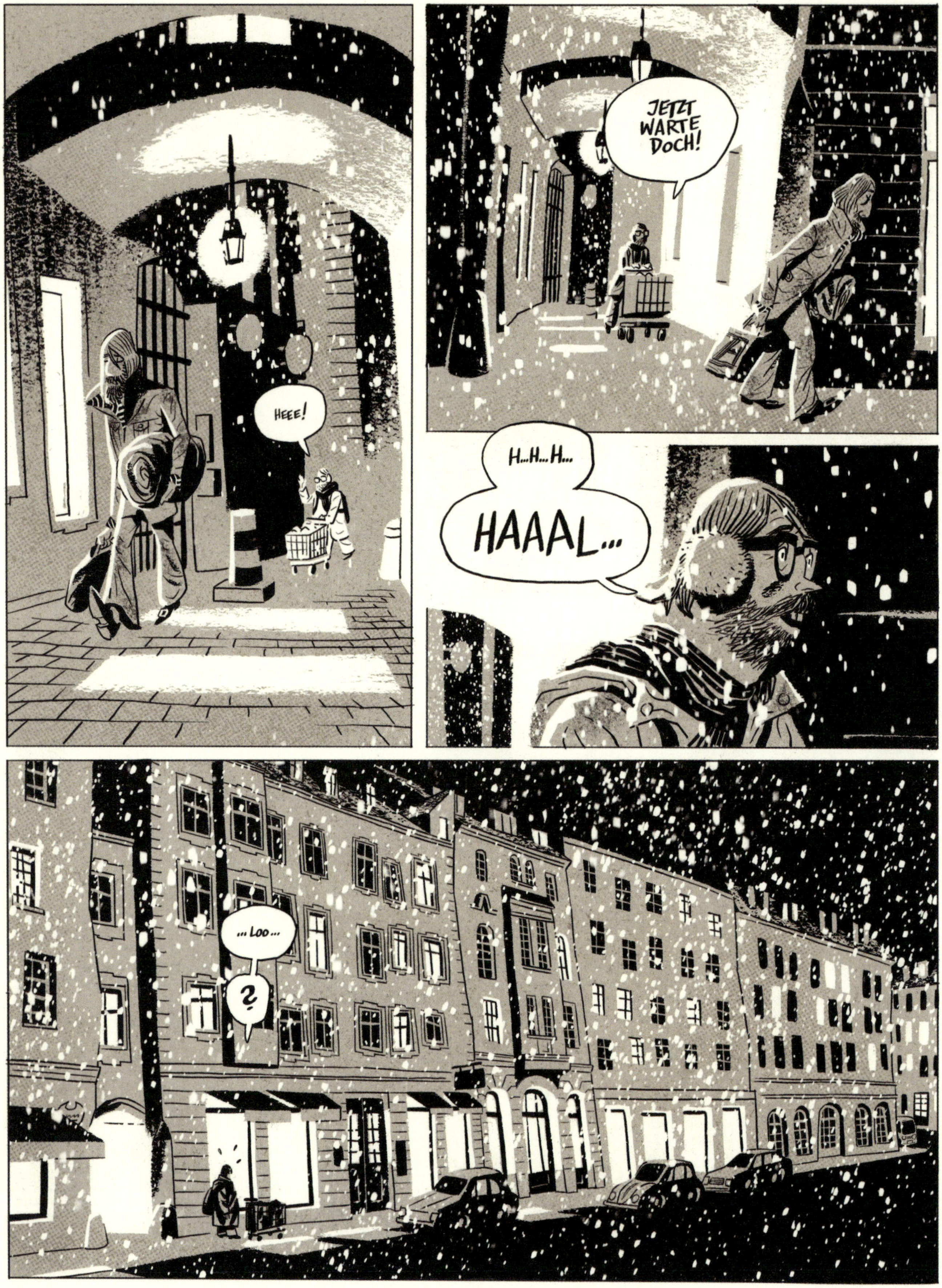
HEEE!
JETZT WARTE DOCH!
H...H...H...
HAAAL...
... LOO ...
?

KAPITEL 7

HÖHENMETER

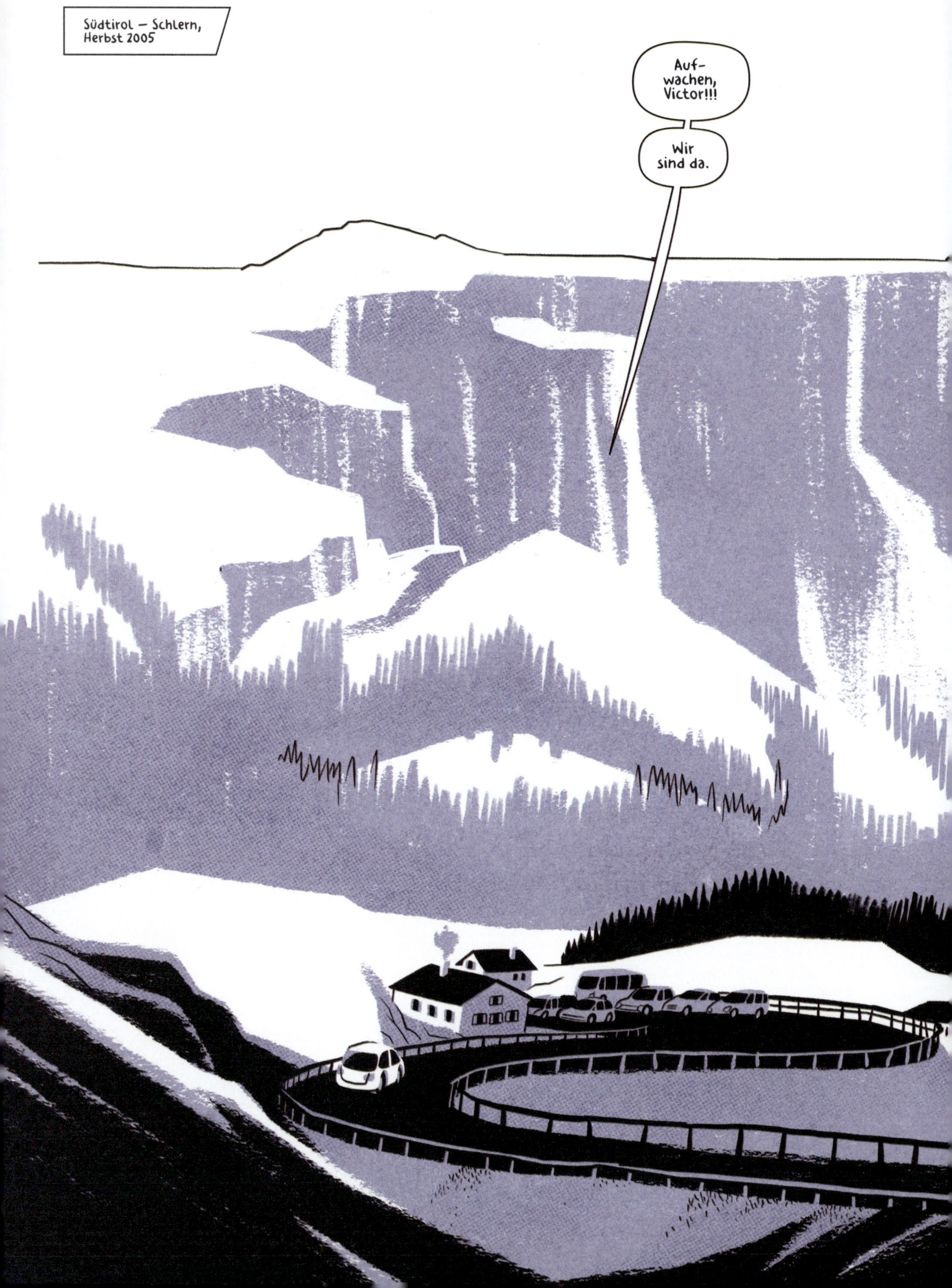
Südtirol – Schlern,
Herbst 2005
Auf-
wachen,
Victor!!!
Wir
sind da.

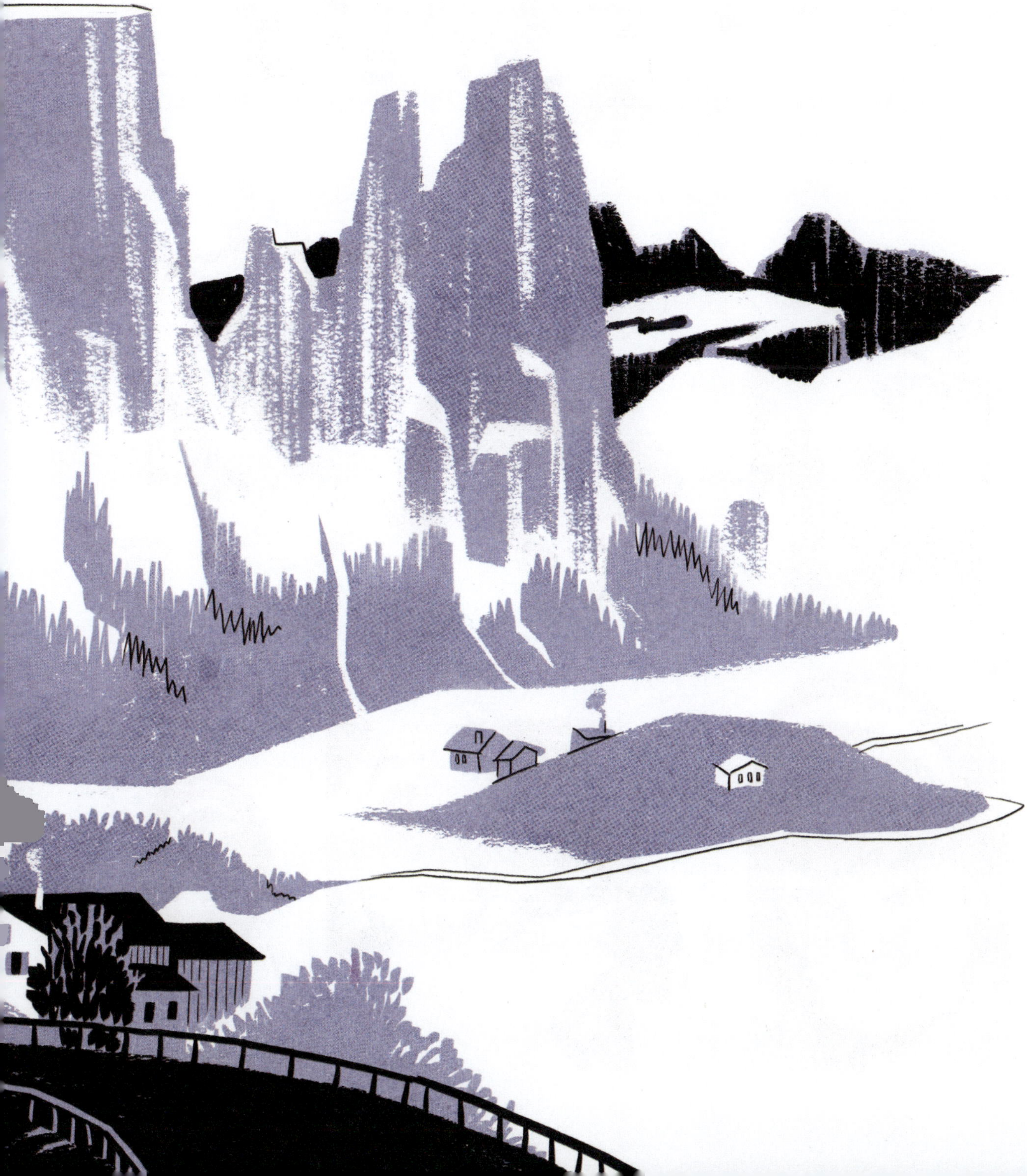

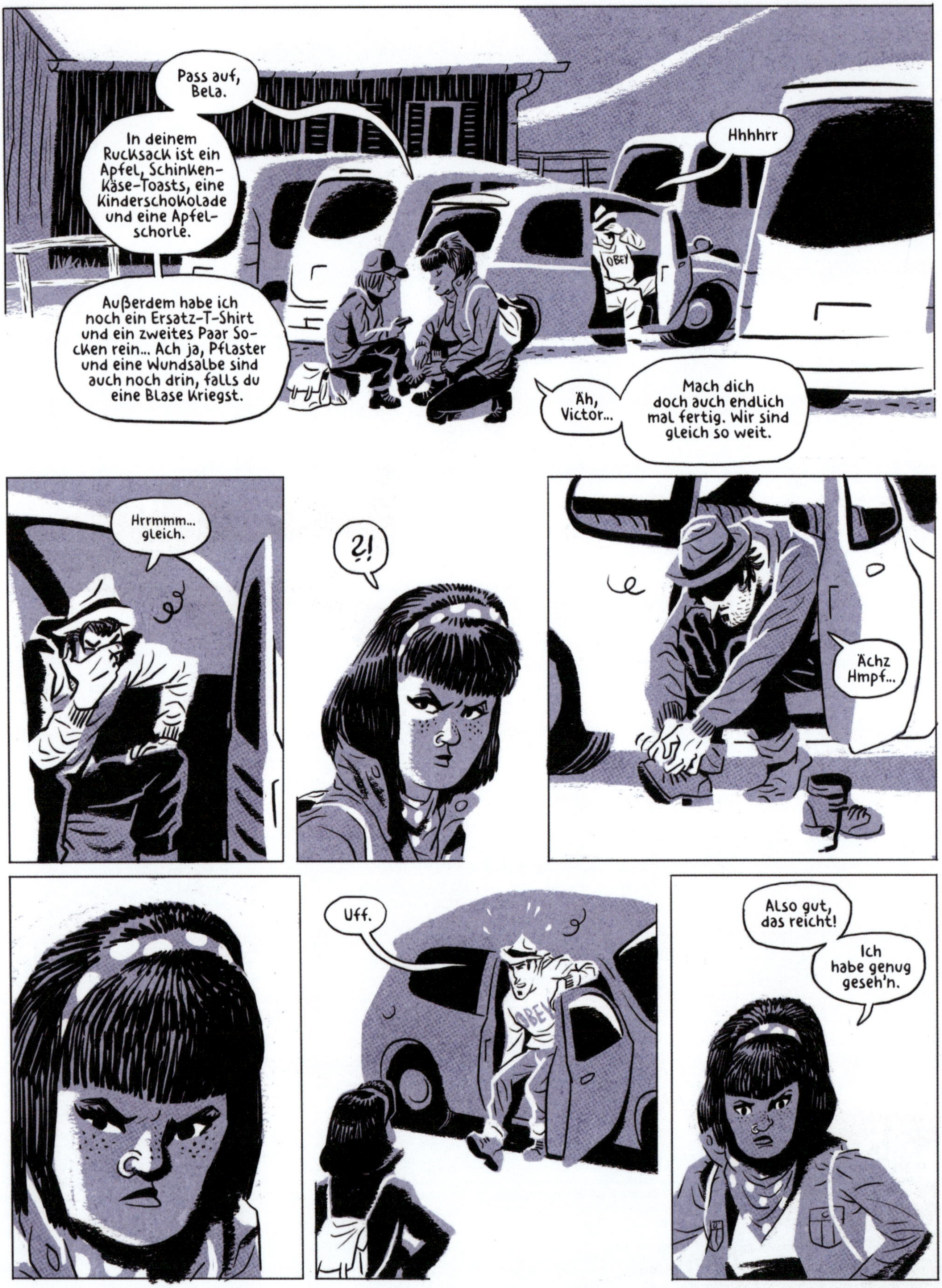

Pass auf, Bela.
In deinem Rucksack ist ein Apfel, Schinken-Käse-Toasts, eine Kinderschokolade und eine Apfelschorle.
Außerdem habe ich noch ein Ersatz-T-Shirt und ein zweites Paar Socken rein... Ach ja, Pflaster und eine Wundsalbe sind auch noch drin, falls du eine Blase kriegst.
Hhhhrr
Äh, Victor...
Mach dich doch auch endlich mal fertig. Wir sind gleich so weit.
Hrrmmm... gleich.
?!
Ächz Hmpf...
Uff.
Also gut, das reicht!
Ich habe genug geseh'n.

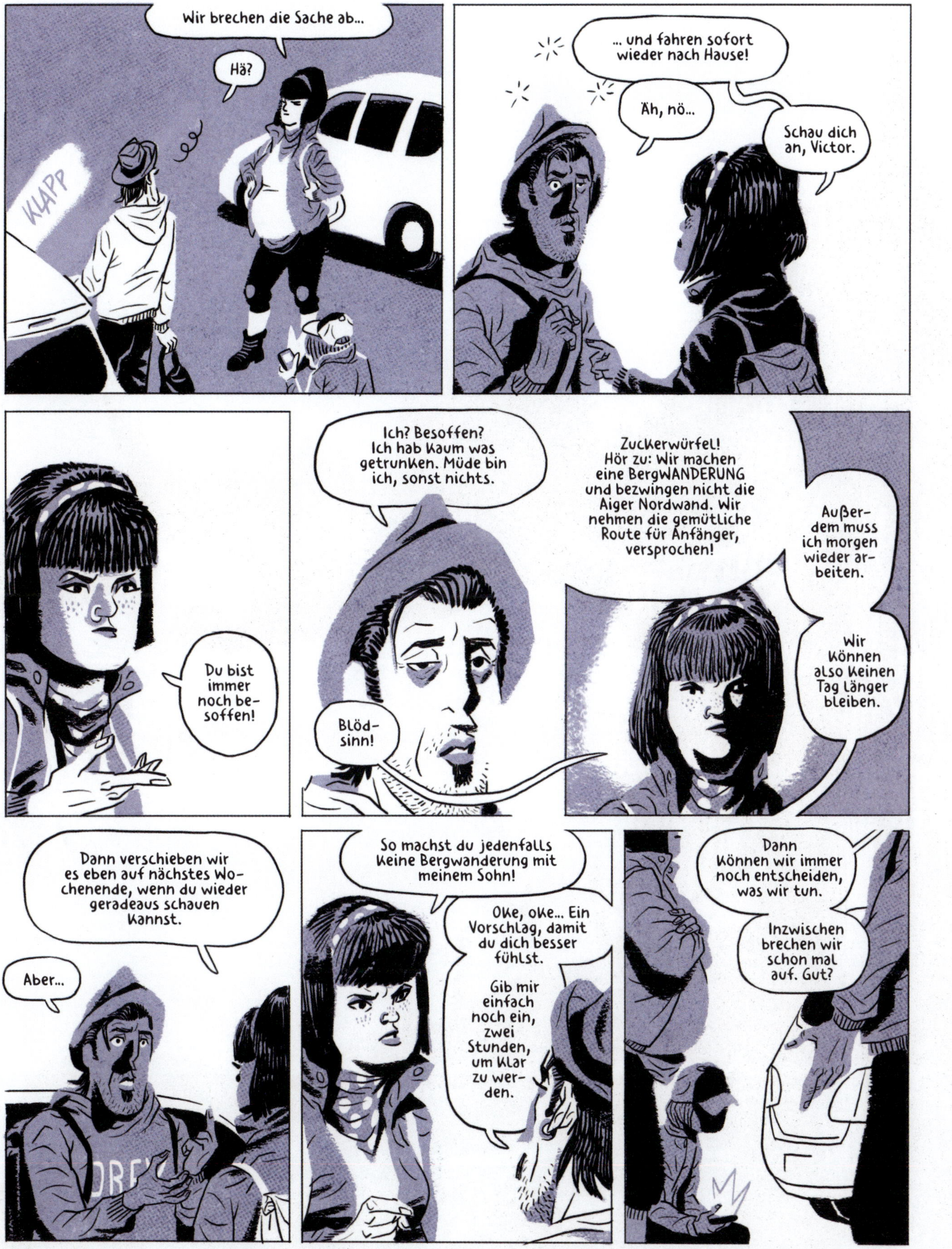
Wir brechen die Sache ab...
Hä?
KLAPP
... und fahren sofort wieder nach Hause!
Äh, nö...
Schau dich an, Victor.
Du bist immer noch besoffen!
Ich? Besoffen? Ich hab kaum was getrunken. Müde bin ich, sonst nichts.
Blödsinn!
Zuckerwürfel! Hör zu: Wir machen eine BergWANDERUNG und bezwingen nicht die Aiger Nordwand. Wir nehmen die gemütliche Route für Anfänger, versprochen!
Außerdem muss ich morgen wieder arbeiten.
Wir können also keinen Tag länger bleiben.
Dann verschieben wir es eben auf nächstes Wochenende, wenn du wieder geradeaus schauen kannst.
Aber...
So machst du jedenfalls keine Bergwanderung mit meinem Sohn!
Oke, oke... Ein Vorschlag, damit du dich besser fühlst.
Gib mir einfach noch ein, zwei Stunden, um klar zu werden.
Dann können wir immer noch entscheiden, was wir tun.
Inzwischen brechen wir schon mal auf. Gut?

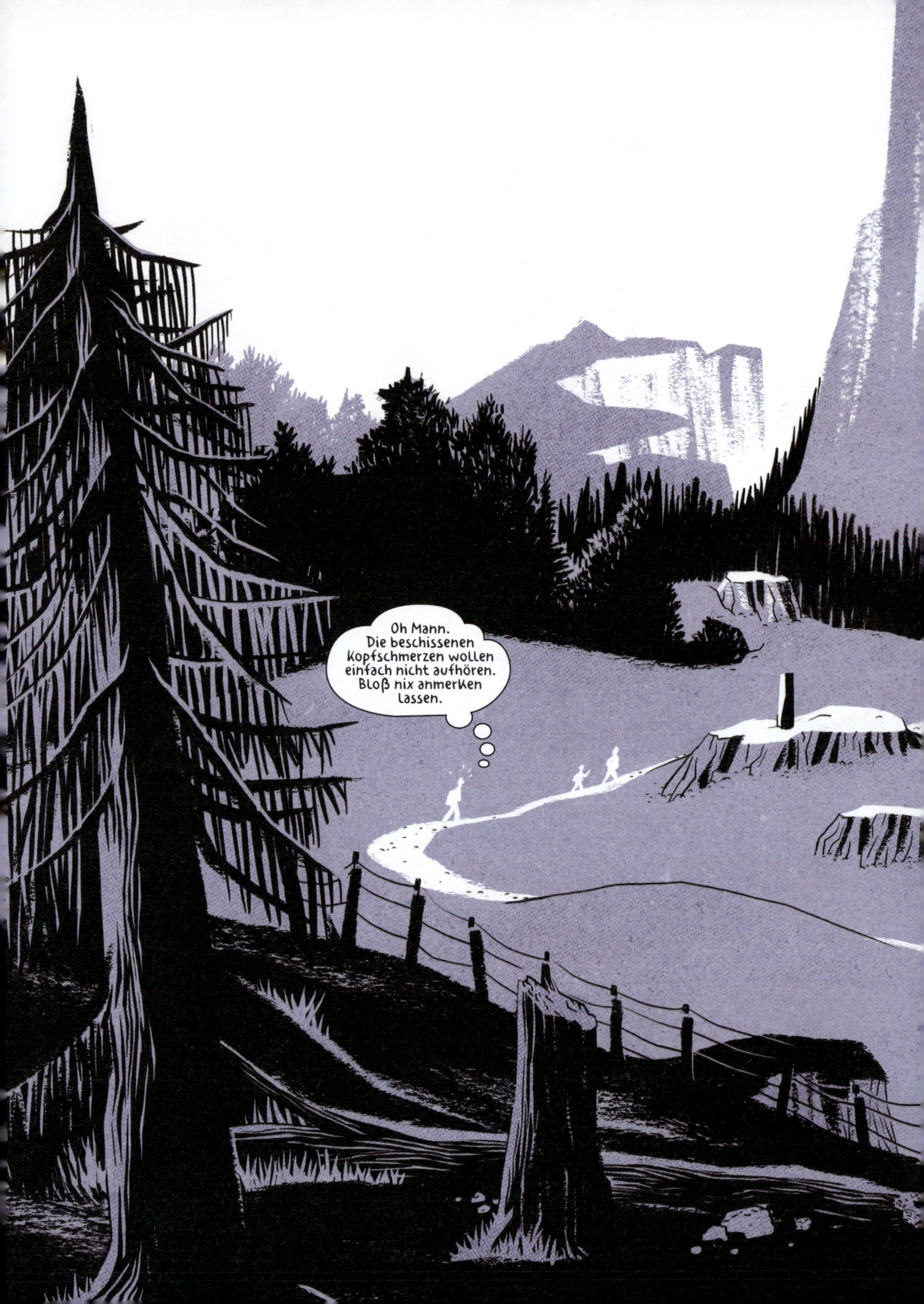
Oh Mann. Die beschissenen Kopfschmerzen wollen einfach nicht aufhören. Bloß nix anmerken lassen.

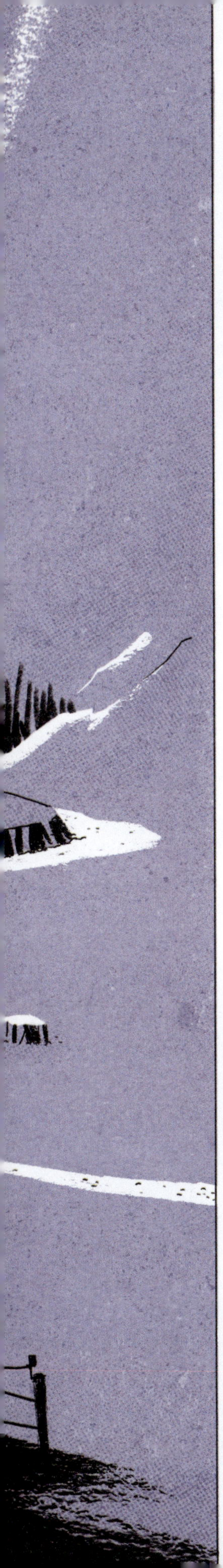

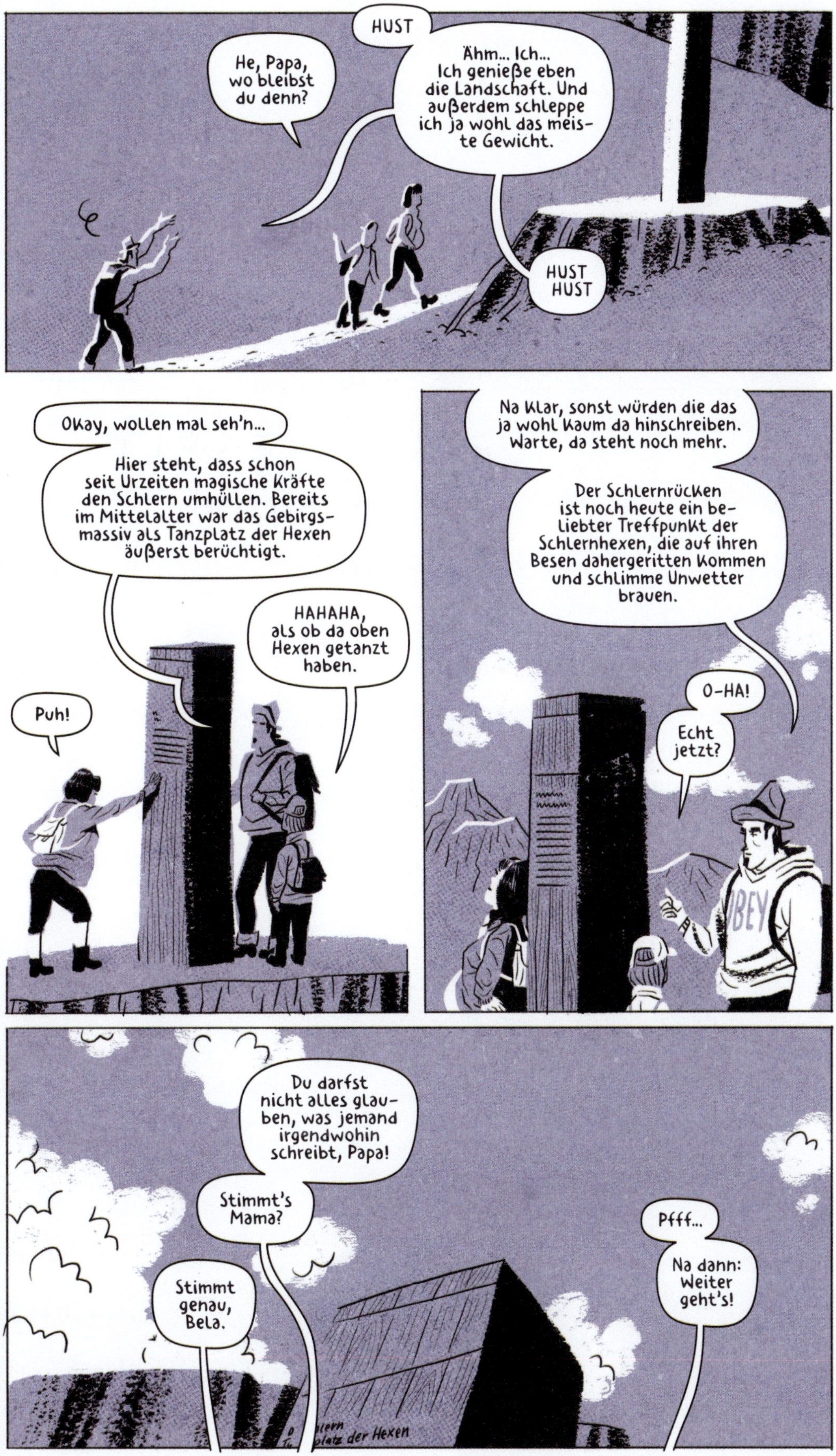

HUST
He, Papa, wo bleibst du denn?
Ähm... Ich... Ich genieße eben die Landschaft. Und außerdem schleppe ich ja wohl das meiste Gewicht.
HUST HUST
Okay, wollen mal seh'n...
Hier steht, dass schon seit Urzeiten magische Kräfte den Schlern umhüllen. Bereits im Mittelalter war das Gebirgsmassiv als Tanzplatz der Hexen äußerst berüchtigt.
HAHAHA, als ob da oben Hexen getanzt haben.
Puh!
Na klar, sonst würden die das ja wohl kaum da hinschreiben. Warte, da steht noch mehr.
Der Schlernrücken ist noch heute ein beliebter Treffpunkt der Schlernhexen, die auf ihren Besen dahergeritten kommen und schlimme Unwetter brauen.
O-HA!
Echt jetzt?
OBEY
Du darfst nicht alles glauben, was jemand irgendwohin schreibt, Papa!
Stimmt's Mama?
Stimmt genau, Bela.
Pfff...
Na dann: Weiter geht's!

KAPITEL 8

LEISE RIESELT DIE ZEIT

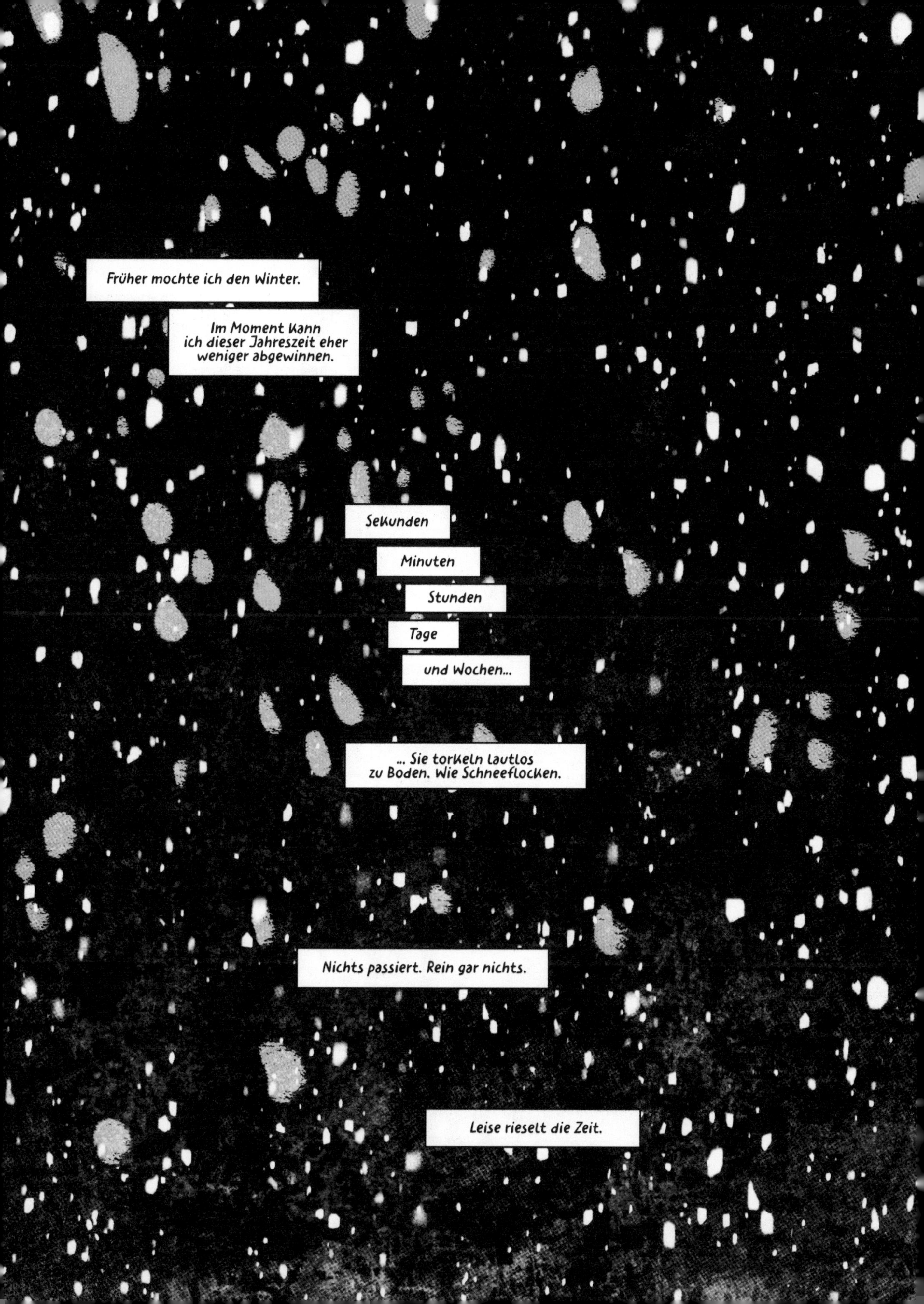
Früher mochte ich den Winter.
Im Moment kann ich dieser Jahreszeit eher weniger abgewinnen.
Sekunden
Minuten
Stunden
Tage
und Wochen...
... Sie torkeln lautlos zu Boden. Wie Schneeflocken.
Nichts passiert. Rein gar nichts.
Leise rieselt die Zeit.

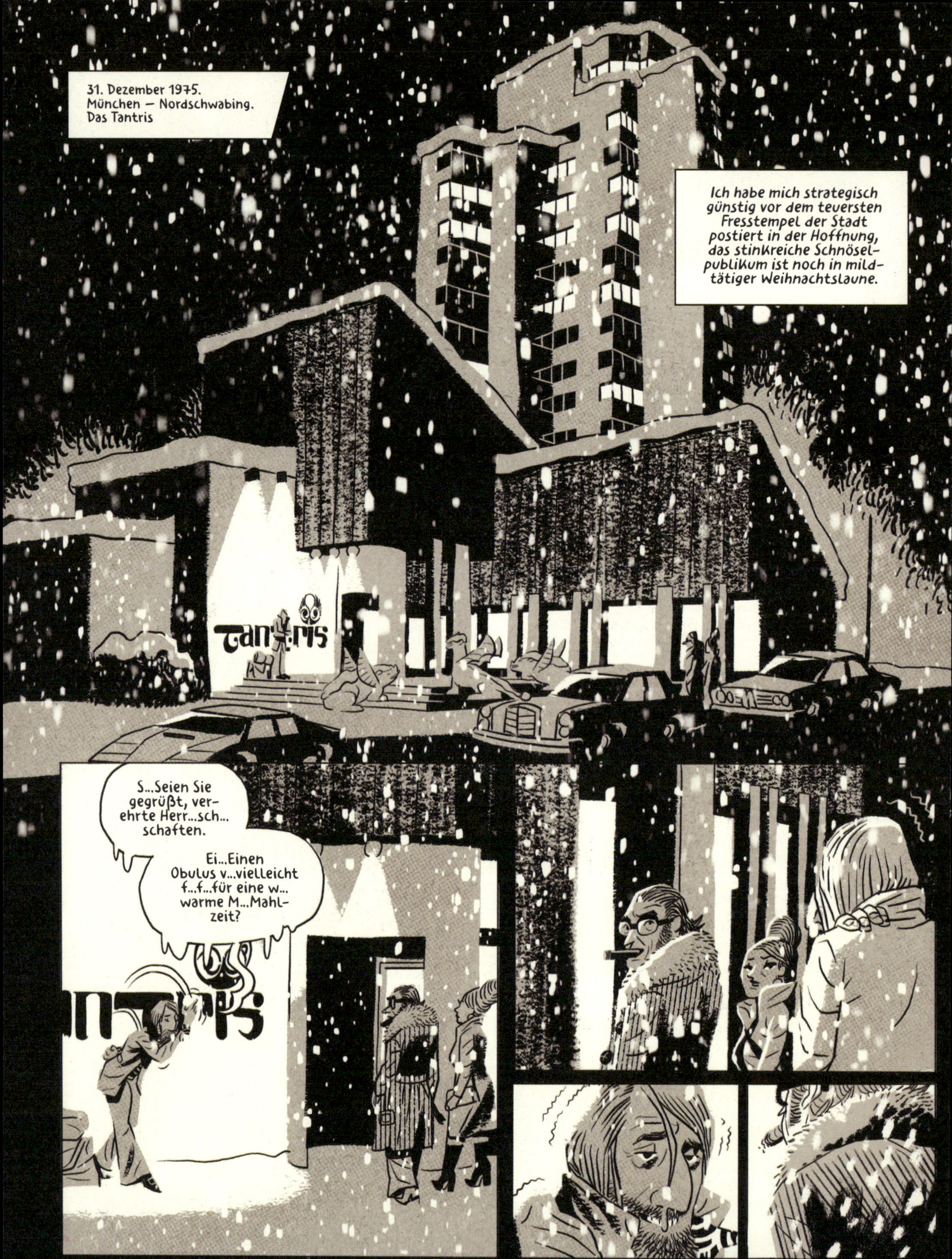
31. Dezember 1975.
München – Nordschwabing.
Das Tantris
Ich habe mich strategisch günstig vor dem teuersten Fresstempel der Stadt postiert in der Hoffnung, das stinkreiche Schnösel-publikum ist noch in mild-tätiger Weihnachtslaune.
Tantris
S...Seien Sie gegrüßt, ver-ehrte Herr...sch... schaften.
Ei...Einen Obulus v...vielleicht f...f...für eine w... warme M...Mahl-zeit?

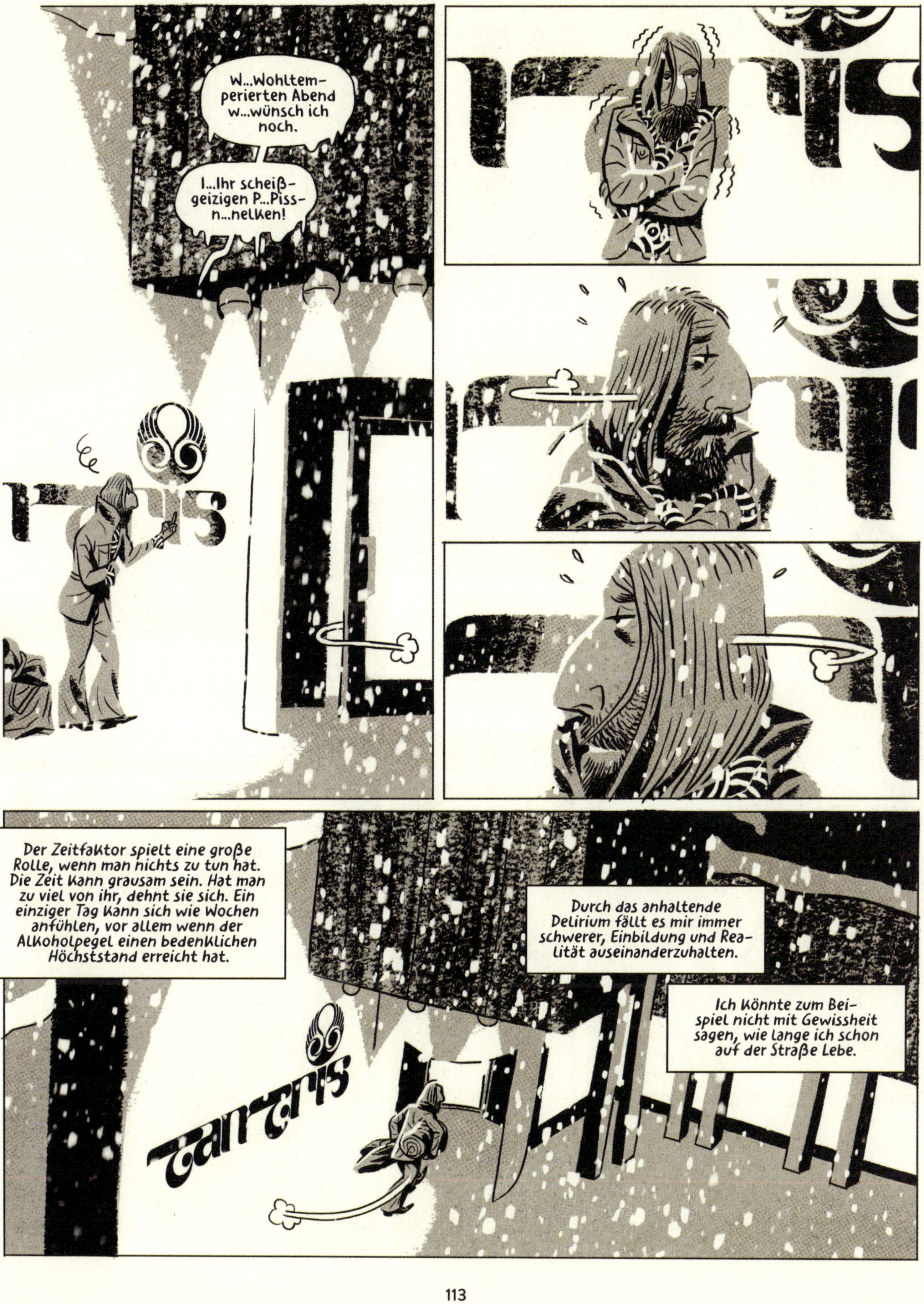
W...Wohltemperierten Abend w...wünsch ich noch.
I...Ihr scheißgeizigen P...Pissn...nelken!
Der Zeitfaktor spielt eine große Rolle, wenn man nichts zu tun hat. Die Zeit kann grausam sein. Hat man zu viel von ihr, dehnt sie sich. Ein einziger Tag kann sich wie Wochen anfühlen, vor allem wenn der Alkoholpegel einen bedenklichen Höchststand erreicht hat.
Durch das anhaltende Delirium fällt es mir immer schwerer, Einbildung und Realität auseinanderzuhalten.
Ich könnte zum Beispiel nicht mit Gewissheit sagen, wie lange ich schon auf der Straße lebe.

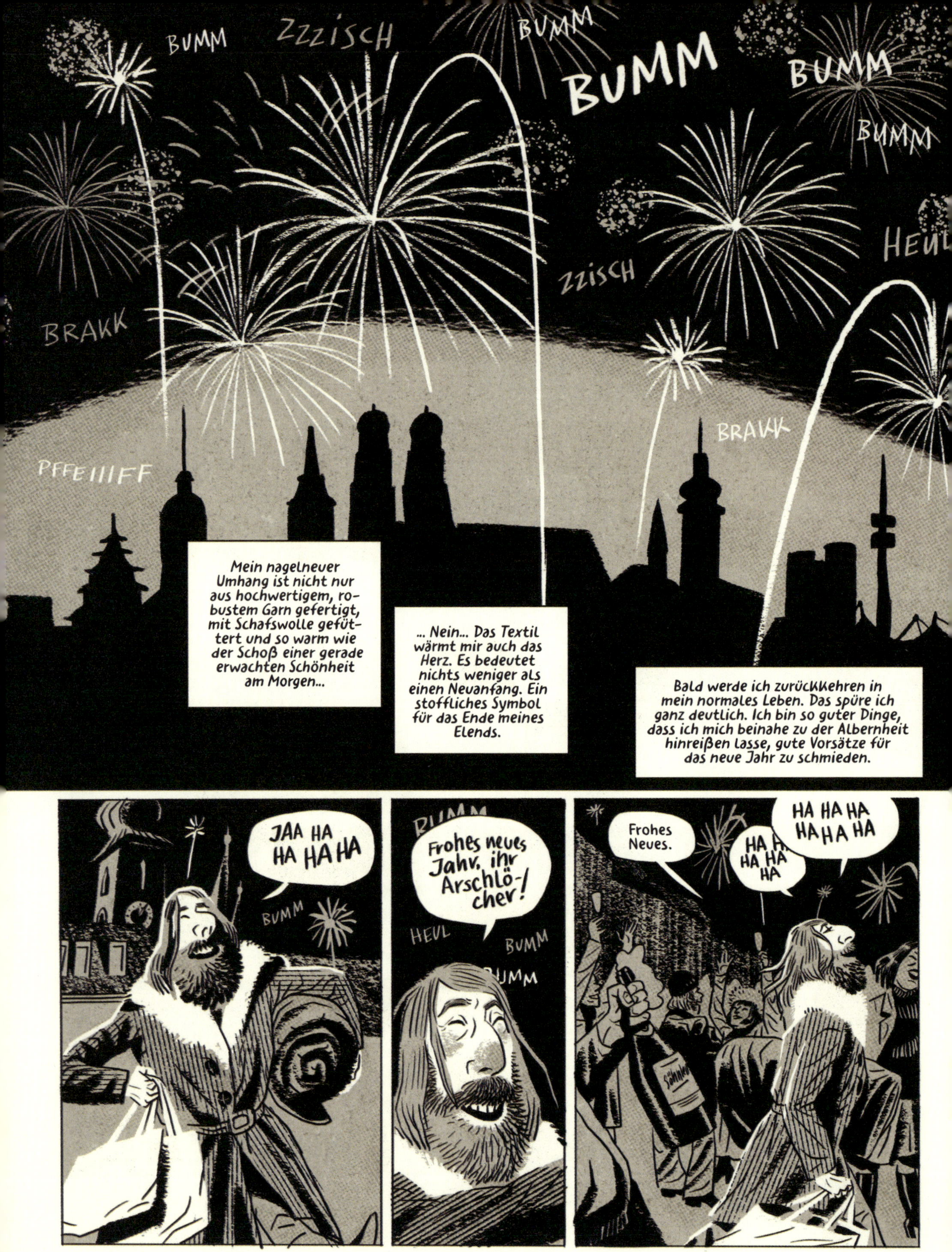

BUMM
Zzzisch
BUMM
BUMM
BUMM
BUMM
BRAKK
Zzisch
BRAKK
PFFEIIIFF
Mein nagelneuer Umhang ist nicht nur aus hochwertigem, robustem Garn gefertigt, mit Schafswolle gefüttert und so warm wie der Schoß einer gerade erwachten Schönheit am Morgen...
... Nein... Das Textil wärmt mir auch das Herz. Es bedeutet nichts weniger als einen Neuanfang. Ein stoffliches Symbol für das Ende meines Elends.
Bald werde ich zurückkehren in mein normales Leben. Das spüre ich ganz deutlich. Ich bin so guter Dinge, dass ich mich beinahe zu der Albernheit hinreißen lasse, gute Vorsätze für das neue Jahr zu schmieden.
JAA HA HA HA HA
BUMM
Frohes neues Jahr, ihr Arschlöcher!
HEUL
BUMM
Frohes Neues.
HA HA HA HA HA HA

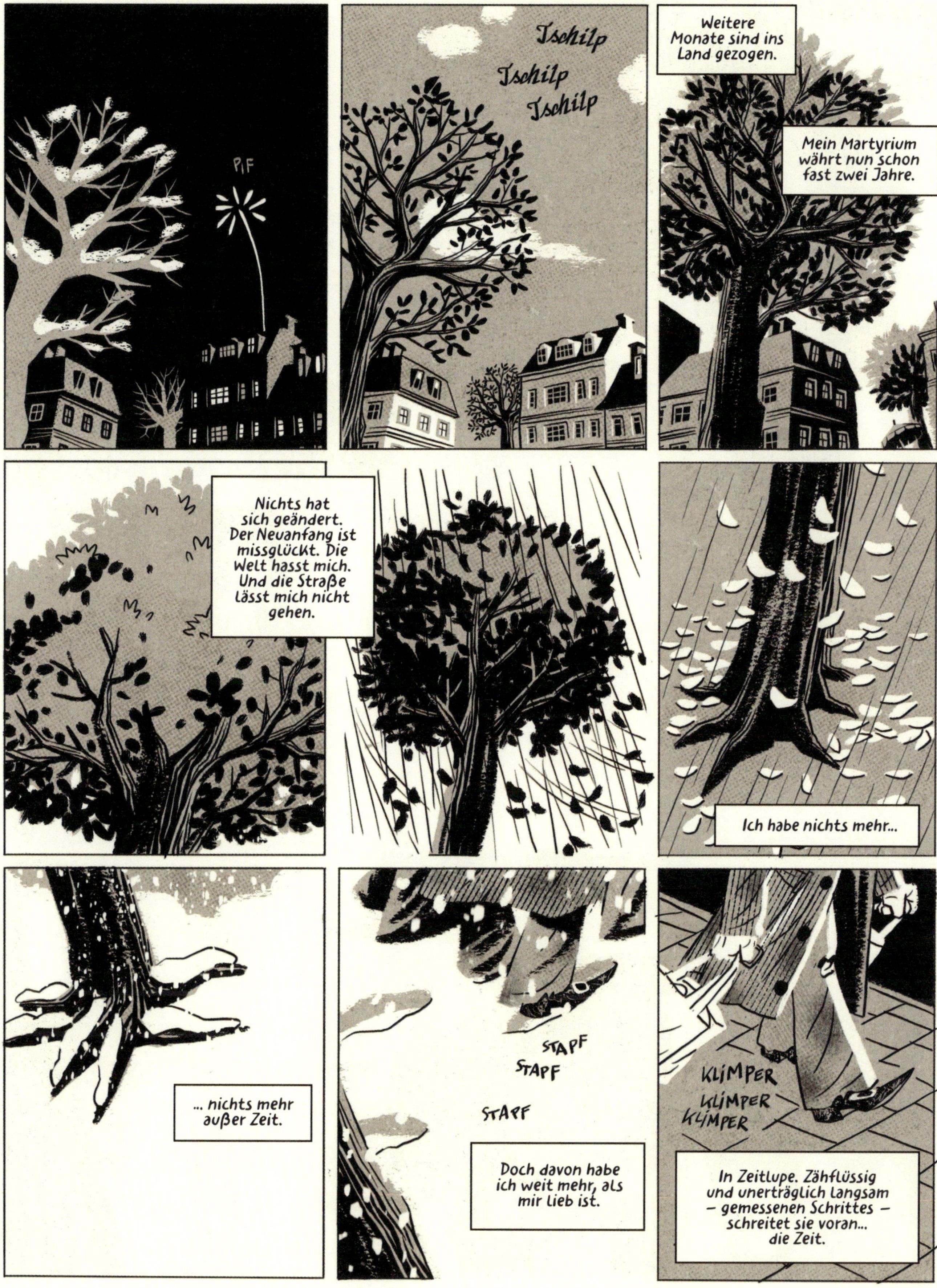
PiF
Tschilp
Tschilp
Tschilp
Weitere Monate sind ins Land gezogen.
Mein Martyrium währt nun schon fast zwei Jahre.
Nichts hat sich geändert. Der Neuanfang ist missglückt. Die Welt hasst mich. Und die Straße lässt mich nicht gehen.
Ich habe nichts mehr...
... nichts mehr außer Zeit.
STAPF
STAPF
STAPF
Doch davon habe ich weit mehr, als mir lieb ist.
KLIMPER
KLIMPER
KLIMPER
In Zeitlupe. Zähflüssig und unerträglich langsam – gemessenen Schrittes – schreitet sie voran... die Zeit.

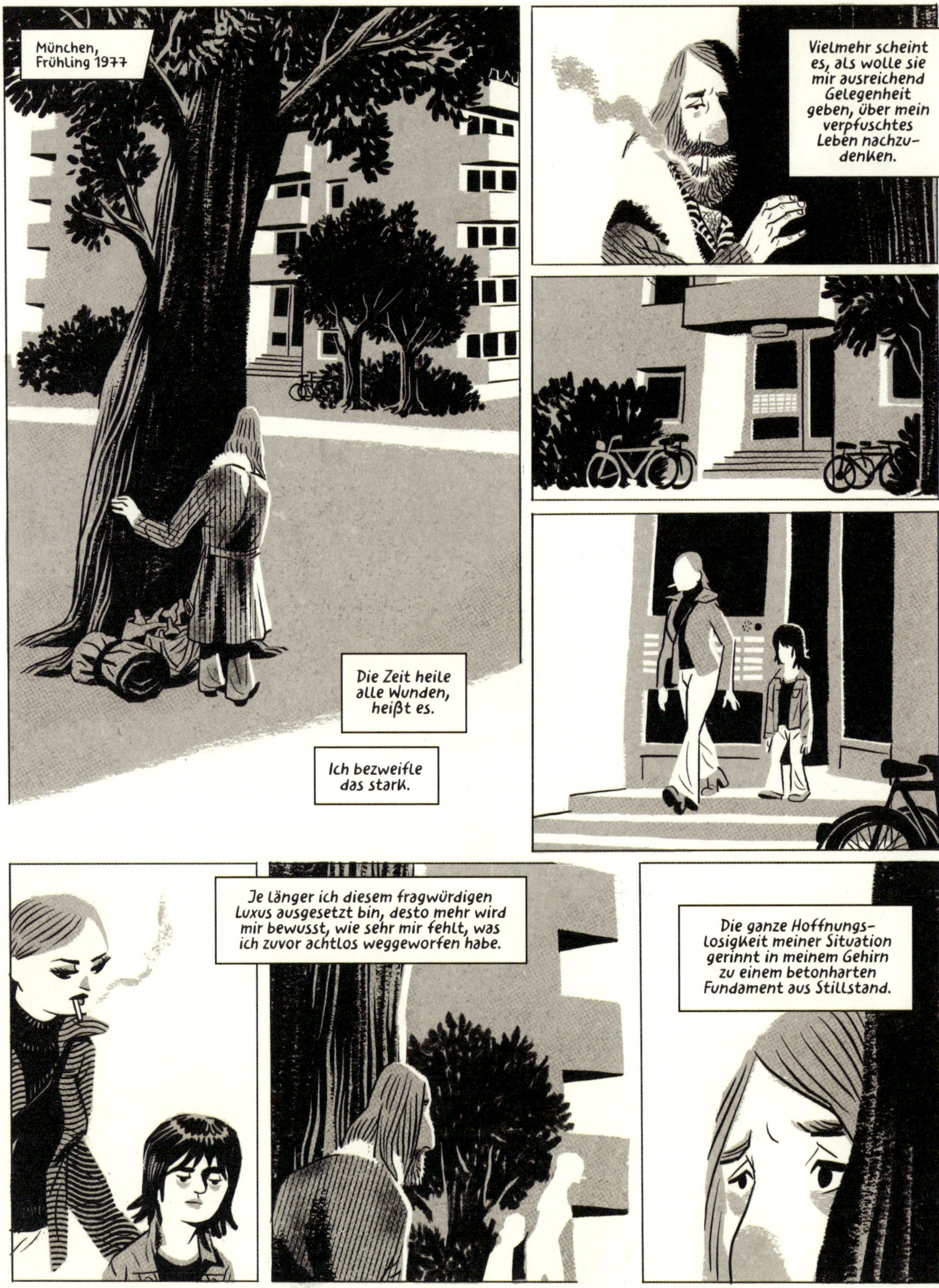
München, Frühling 1977
Die Zeit heile alle Wunden, heißt es.
Ich bezweifle das stark.
Vielmehr scheint es, als wolle sie mir ausreichend Gelegenheit geben, über mein verpfuschtes Leben nachzudenken.
Je länger ich diesem fragwürdigen Luxus ausgesetzt bin, desto mehr wird mir bewusst, wie sehr mir fehlt, was ich zuvor achtlos weggeworfen habe.
Die ganze Hoffnungslosigkeit meiner Situation gerinnt in meinem Gehirn zu einem betonharten Fundament aus Stillstand.

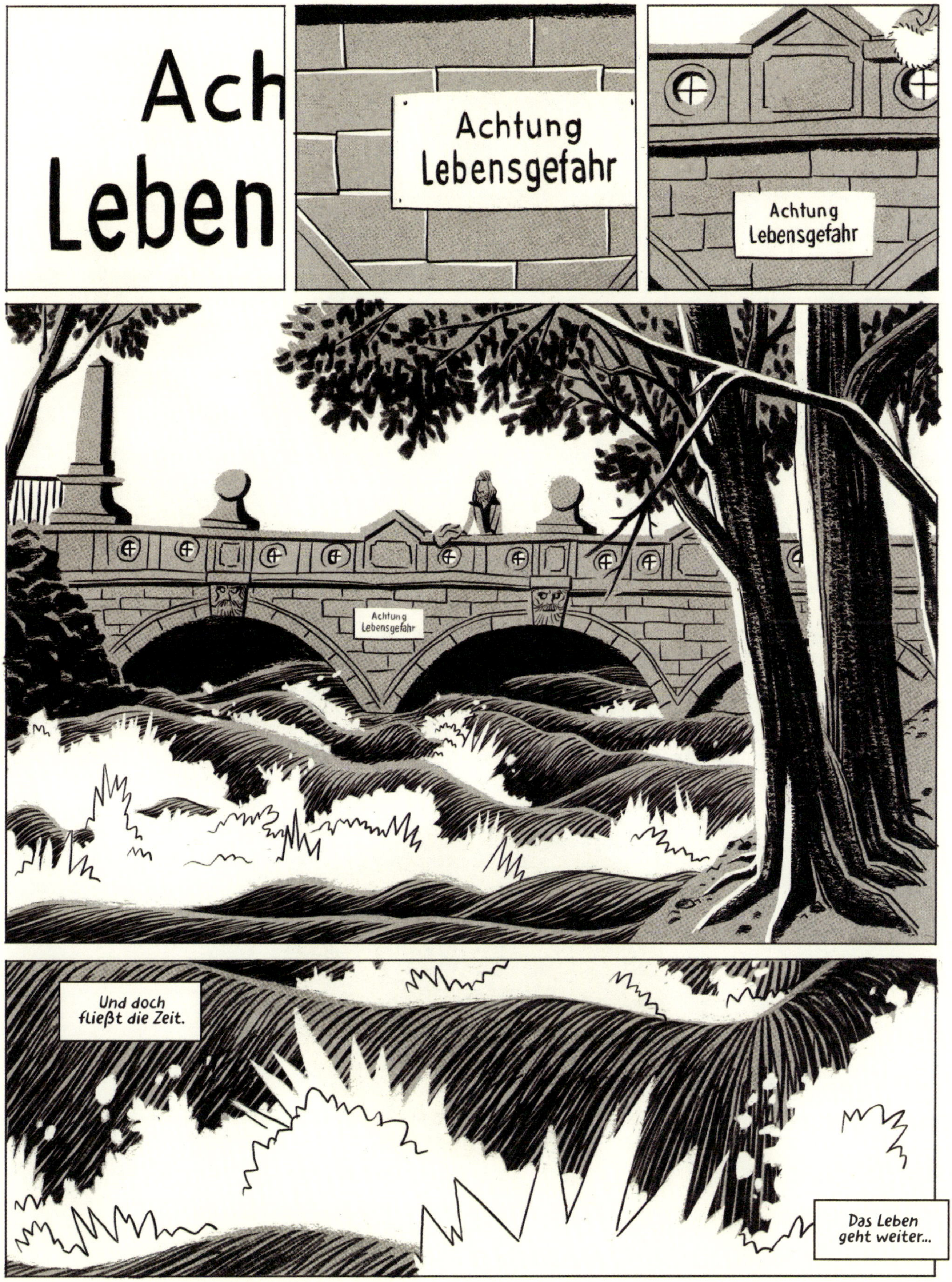
Ach
Leben
Achtung
Lebensgefahr
Achtung
Lebensgefahr
Achtung
Lebensgefahr
Und doch
fließt die Zeit.
Das Leben
geht weiter...

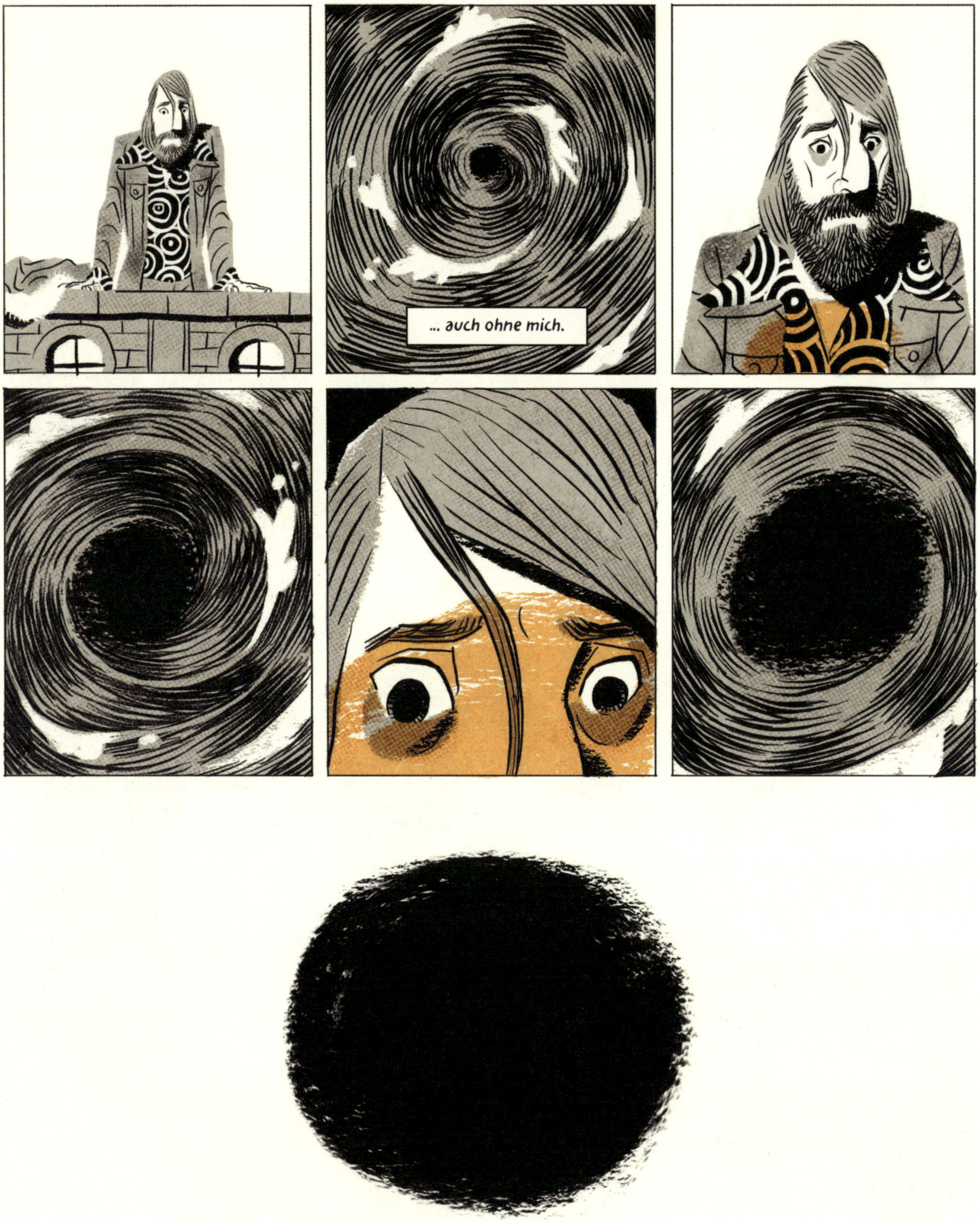

ENDE BUCH 1

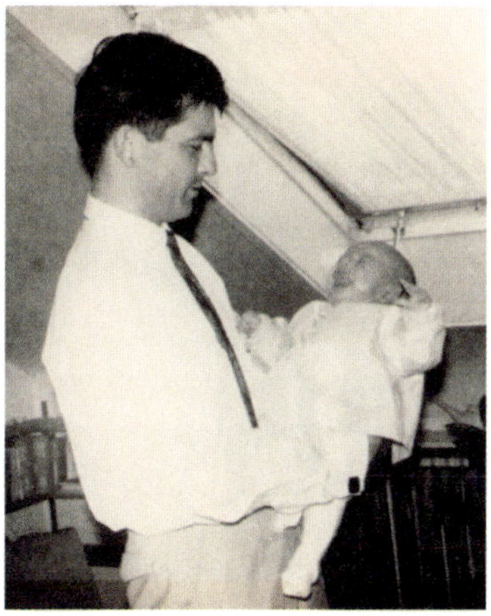

ÜBER DIE VERHÄLTNISSE

NACHWORT DES AUTORS

Die Initialzündung zu VATERMILCH war ein amtlich anmutender Brief, der mir im Jahre 2010 zugestellt wurde. Absender war die Stadt Karlsruhe, meine Geburtsstadt und die meines Vaters, Peter Oesterle. Noch bevor ich das Kuvert öffnete, wusste ich, dass er verstorben war. Seine Spur hatte sich in den Jahren davor nahezu rückstandslos aufgelöst. Gerüchten zufolge war mein Vater immer wieder an verschiedenen Orten in Karlsruhe gesichtet worden. Dennoch wusste niemand, ob er über einen festen Wohnsitz verfügte, hatte er doch jegliche sozialen Kontakte abgebrochen. Er war ein Geist.

Aber fangen wir vorne an.

Als sein Leben noch in einigermaßen geregelten Bahnen verlief, arbeitete mein Vater als Vertreter für Markisen, jene orange-braun gestreiften Stofflappen, die damals über der Terrasse eines jeden Reihen- und Einfamilienhauses hingen. Ich bin überzeugt, dass der Drang nach einer – für meinen Vater unerreichbaren – höheren Bestimmung ihn letztlich zum Alkoholiker machte. Peter Oesterle vernachlässigte seine Familie und lebte über unsere Verhältnisse. Wie die Figur des Rufus Himmelstoss verschwand auch mein Vater schließlich aus dem Leben seiner Familie und fand sich auf der Straße wieder. Es war das Jahr 1973. Ich war sieben Jahre alt.
Mit der Trennung meiner Eltern begann der stete Abstieg meines Vaters. Wir hielten noch zwei Jahre lang Kontakt. Ich erinnere mich an Wochenenden, die wir im Kino verbrachten. Während mein Vater neben mir in den weichen, dunkelroten Rundungen des Kinosessels seinen Rausch ausschlief, sah ich Bud Spencer und Terence Hill dabei zu, wie sie Komparsen vermöbelten. Für mich gehören diese zwei Jahre zu den schönsten Erinnerungen, die ich an meinen Vater habe. 1975 brach der Kontakt ab.
Mein Vater hatte mich mit meiner Mutter alleingelassen.
Da von ihrem Ex-Mann keinerlei Unterhaltszahlungen zu erwarten waren, musste sie, ohnehin berufstätig und alleinerziehend, einen Nebenjob ergreifen. Meine eigenen Leistungen

in der Schule gaben hingegen keinen Anlass zu mütterlichem Stolz – unser Verhältnis war dementsprechend angespannt. Als sogenanntes Schlüsselkind verbrachte ich die Nachmittage allein in unserer Wohnung im hässlichen Germering, am westlichen Rand von München gelegen, und entwickelte einen hartnäckigen Hang zur Schwermut.

Da mein alter Herr sich Zeit meines Lebens nicht um mich geschert hatte, verschwendete ich als Jugendlicher und junger Erwachsener nicht einen Gedanken an ihn.
In den 37 Jahren nach seinem Abgang war ich meinem Vater nur noch zwei Mal begegnet. Das erste Mal anlässlich der Beisetzung seiner Mutter im Wendejahr 1989 in Karlsruhe. Ich traf dort einen vom Alkohol gezeichneten 54-Jährigen, der damals so alt war wie ich heute. Nach dem Tod seiner Mutter konnte er deren Wohnung übernehmen, in der ich ihn wenig später ein letztes Mal besuchte. Aufgrund unterlassener Zahlungen wurden allerdings innerhalb kürzester Zeit Telefon und Strom abgestellt. Schließlich wurde die ehemalige Wohnung meiner Großmutter gekündigt. Ab diesem Zeitpunkt galt Peter Oesterle gemeinhin als verschwunden.

21 Jahre später, im Jahr 2010, starb mein Vater mit 75 Jahren. Einige Monate danach wurde meine Tochter Romy geboren, neun Jahre zuvor mein Sohn Vincent. Peter Oesterle lernte seine Enkel leider nie kennen. Seine einzige Hinterlassenschaft war ein schwarzer kunstlederner Aktenkoffer, der ein paar Jazz-CDs und ein kleines Notizbüchlein enthielt, in das mein Vater mit zittriger Handschrift drei Telefonnummern gekritzelt hatte. Eine davon war meine.

Mit der Gründung meiner eigenen kleinen Familie gewannen verwandtschaftliche Belange an Bedeutung. Die Geburt ihrer Enkel verwandelte meine Mutter in eine Großmutter und als Oma trat sie wieder stärker in Erscheinung. Nunmehr selbst Vater, entwickelte ich ein gesteigertes Interesse am ungewissen Schicksal meines alten Herren. Mehr als Gerüchte drangen jedoch nicht an meine Ohren.

Erst nach seinem Ableben erfuhr ich von seiner schweren Gemütskrankheit, dem Korsakow-Syndrom* – mein Vater hatte sich verändert. Er war, so war zu vernehmen, zu einem anderen Menschen geworden. Erstaunliche Dinge traten zutage, die mich berührten und letztlich dazu brachten, all das niederzuschreiben. Manch eine Begebenheit fand ihren Weg in die vorliegende Graphic Novel.
Warum ich mich also für eine solche Geschichte und nicht etwa für ein Fantasy-Epos entschieden habe, liegt nun auf der Hand. Ich wollte etwas Echtes schreiben, etwas, das mich angeht und das trotz der teils frei erfundenen Elemente glaubwürdig bleibt. Und dabei hoffentlich unterhaltsam ist.

VATERMILCH ist eine Erzählung über schwierige Vater-Sohn-Beziehungen und Wiedergutmachung. Sie dokumentiert die fiktive Biografie von Peter Oesterle und mir selbst. Im Nachhinein betrachtet war dies sicherlich mein Versuch, ein besseres Vatermodell zu erschaffen, als es mein alter Herr je zu sein vermochte.

Ach ja... Die großen Lücken in seinem Lebenslauf verfugte ich mit Erdichtetem. Jedes einzelne Wort davon ist wahr.

Uli Oesterle im Februar 2020

* Das Korsakow-Syndrom tritt insbesondere als ausgeprägte Merkfähigkeitsstörung in Erscheinung. Die Betroffenen haben die Fähigkeit verloren, neue Informationen zu speichern und entwickeln gleichzeitig die Tendenz, die entstehenden Gedächtnislücken und Orientierungsstörungen mit bisweilen frei erfundenen Geschichten zu füllen (sogenannte Konfabulation). Vielen Patienten ist dies jedoch nicht bewusst, so dass es sich bei den Konfabulationen nicht um bewusstes Täuschen oder gar Lügen handelt. Vielmehr ist das Korsakow-Syndrom Ausdruck einer schweren, chronischen Schädigung des Gehirns. Die häufigste Ursache des Korsakow-Syndroms ist jahrelanger übermässiger Alkoholkonsum.

Prof. Dr. Johannes Pantel, Frankfurt

DANKSAGUNG

Ich danke den Menschen, die an der Umsetzung von VATERMILCH direkt oder indirekt beteiligt waren:

DER FAMILIE –

Meiner Frau Daniela für die Organisation und Durchführung aller Familienbelange, trotz der eigenen selbstständigen Vollzeitarbeit als Grafikerin. Ihr und meinen Kindern, Vincent und Romy, dafür, dass sie da sind. Sie umgeben mich täglich und versorgen mich mit Zuneigung, auch wenn das manchmal schwierig ist. Für ihre Geduld mit mir und mit meiner an Wahnsinn grenzenden arbeitsbedingten Abwesenheit.

Meiner Mutter Anneliese, meiner Schwiegermutter Inge und Schwiegervater Walter für unermüdlichen Einsatz bei der Kinderbetreuung und hervorragende Hausmannskost. Inges Lebensgefährten Horst und meinem Schwager Stephan für Hilfe bei Instandhaltungsarbeiten in Haus und Garten. Die dadurch gewonnene Zeit ist einfach unbezahlbar.

DEM VERLAG –

Meinem Redakteur Micha Groenewald für die wie immer großartige, gewissenhafte und unschätzbare Arbeit von Anfang an, intensive Gespräche und unermüdlichen Glauben an das Projekt. Claudia Jerusalem-Groenewald für Organisation und Planung von Lesungen und Buchbesprechungen und wundervolle Marketing-Ideen, schon im Vorfeld. Und für alles, was noch kommt.

DEN ATELIERKOLLEGEN –

Peter Oedekoven und Benjamin von Eckartsberg für Gespräche und Beurteilungen.

WEITEREN UNTERSTÜTZERN –

Der Berthold Leibinger Stiftung für die Verleihung des Comicbuchpreises 2016 und der Stadt München für den Schwabinger Kunstpreis 2018.

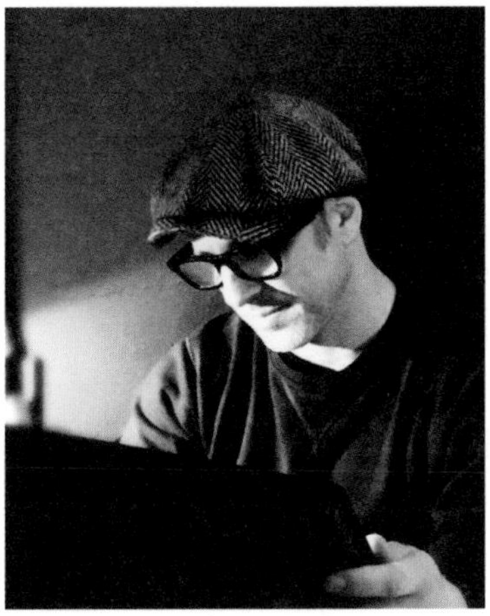

© Vincent Hofner

ULI OESTERLE

wurde 1966 in Karlsruhe geboren. Seit den frühen 1990er-Jahren arbeitet er in München als Illustrator und Comiczeichner u. a. für den Heye- / Athesia Verlag und die *Süddeutschen Zeitung*. Für das erste Kapitel seiner Comicerzählung *Hector Umbra* erhielt Uli Oesterle 2004 den ICOM Independent Comic Preis – die gesamte Geschichte ist 2010 sowohl für den Max und Moritz-Preis des Internationalen Comic-Salons Erlangen als auch für die renommierten Preise des Festivals de la Bande Dessinée d'Angoulême nominiert worden. Bereits vor Erscheinen wurde *Vatermilch* 2016 mit dem Comicbuchpreis der Berthold Leibinger Stiftung ausgezeichnet. Für sein Werk ehrte die Stadt München Uli Oesterle 2018 mit dem Schwabinger Kunstpreis.

www.oesterle-illustration.com

ULI OESTERLE BEI CARLSEN:

Hector Umbra
Kopfsachen
Vatermilch: Die Irrfahrten des Rufus Himmelstoss

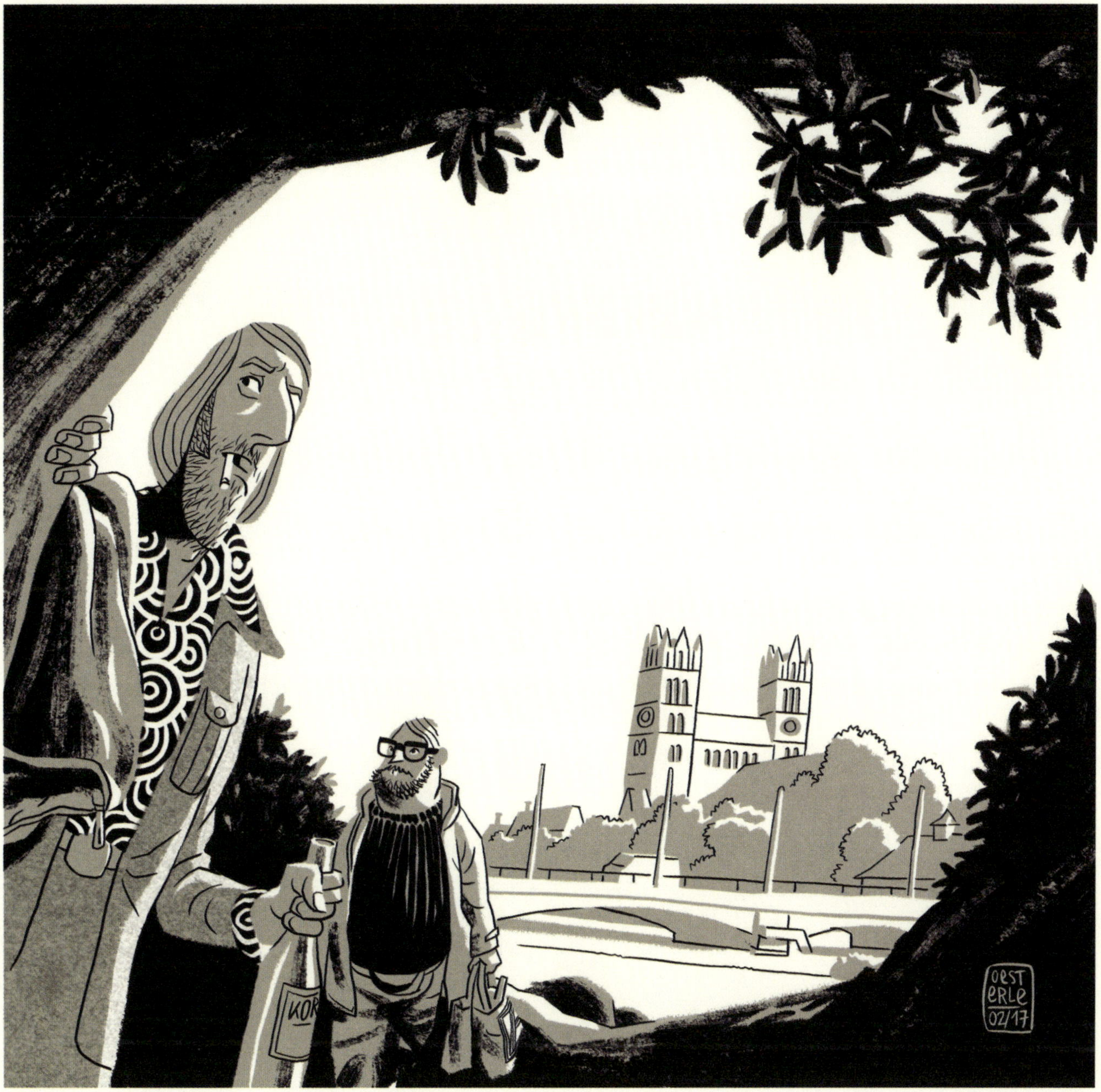
KOR
oest
erle
02/17

VATERMILCH

BUCH 1 VON 4

NACHWEIS DER IM BUCH AUSFÜHRLICH ZITIERTEN LIEDTEXTE

SEITEN 11, 12 UND 85: *Papa Was A Rollin' Stone*
M&T: Barrett Strong, Norman Whitfield

SEITE 47: *Kung Fu Fighting*
Musik und Text: Carlton George Douglas

Der Abdruck der Erläuterungen zum Korsakow-Syndrom auf Seite 123 erfolgten mit freundlicher Genehmigung von Prof. Dr. Johannes Pantel, Frankfurt.

IMPRESSUM

ORIGINALAUSGABE
Redaktion: Michael Groenewald
Gestaltung: Uli Oesterle und Gunta Lauck
Herstellung: Gunta Lauck
Litho: Margit Dittes, Hamburg
Druck und Bindung: Livonia print, Riga

ISBN 987-3-551-71158-8
Printed in Latvia

FSC www.fsc.org
MIX
Papier aus verantwortungsvollen Quellen
FSC® C002795